影像技术与超声医学

王艳　刘玭　郭卫东　王晓洁　康士银　史桂臣◎主编

吉林科学技术出版社

图书在版编目（CIP）数据

影像技术与超声医学/王艳等主编.--长春：
吉林科学技术出版社，2024.3
ISBN 978-7-5744-1191-3

Ⅰ.①影…Ⅱ.①王…Ⅲ.①影像诊断②超声波诊断
Ⅳ.①R445

中国国家版本馆 CIP 数据核字(2024)第 065906 号

影像技术与超声医学

主　　编　王　艳等
出 版 人　宛　霞
责任编辑　韩铭鑫
封面设计　树人教育
制　　版　树人教育
幅面尺寸　185mm×260mm
开　　本　16
字　　数　290 千字
印　　张　12.75
印　　数　1~1500 册
版　　次　2024 年 3 月第 1 版
印　　次　2024 年 12 月第 1 次印刷

出　　版　吉林科学技术出版社
发　　行　吉林科学技术出版社
地　　址　长春市福祉大路5788 号出版大厦A 座
邮　　编　130118
发行部电话/传真　0431-81629529 81629530 81629531
　　　　　　　　　　81629532 81629533 81629534
储运部电话　0431-86059116
编辑部电话　0431-81629510
印　　刷　廊坊市印艺阁数字科技有限公司

书　　号　ISBN 978-7-5744-1191-3
定　　价　82.00元

编 委 会

主 编 王 艳（胜利油田中心医院）

刘 玭（山东省济宁市鱼台县人民医院）

郭卫东（诸城市石桥子卫生院）

王晓洁（昌乐齐城中医院）

康士银（高唐县妇幼保健院）

史桂臣（菏泽市巨野县凤凰社区卫生服务中心）

目　　录

第一章　CT 检查技术

第一节　CT 的成像原理

当 X 射线通过人体时,其强度依受检层面组织、器官和病变等的密度(原子序数)的不同,而产生相应的吸收衰减,此过程即 X 射线通过人体时其能量的吸收减弱过程。探测器收集上述衰减后的 X 射线信号(X 射线光子)时,借闪烁晶体(或氙气电离室)、光导管和光电倍增管的作用,将看不见的 X 射线光子转变为可见光线(闪烁晶体的作用),再将光线集中(光导管的作用),然后由光电倍增管将光线转变为电信号并加以放大。借助模拟/数字(A/D)转换器将输入的电信号转变为相应的数字信号后,由计算机处理重建一幅横向断层的图像。这是一幅由各像素的吸收系数排列成的图像,所以完全可以排除上下重叠影像的影响,使图像的细微结构显示清楚。

如前所述,X 射线穿过人体某一部位时,不同密度的组织对 X 射线的吸收量是不同的,密度越高吸收 X 射线越多,探测器接收到的信号就越弱,反之,组织密度越低,吸收 X 射线量越少,探测器接收到的信号便越强。由物理学的吸收定律(或称朗伯定律)可知,当 X 射线穿过任何物质时,其能量与物质的原子相互作用而减弱,减弱的程度与物质的厚度和组成成分或吸收系数有关,其规律可用下列公式表示(图 1-1-1)。

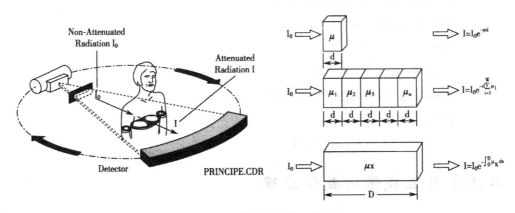

图 1-1-1　线衰减系数 μ 的定义

由上述可知,当能量为 E 的单能射线穿过厚度为 d 的物体后,射线强度 I_0 衰减为 I。对于任一能量射线衰减系数为 $\mu(E)$,则衰减后射线强度 I 可记作:

$$I = I_0 e^{-\mu d}$$

式中：

I_0——入射 X 射线强度。

I——通过物体吸收后的 X 射线强度。

d——物体的厚度。

μ——物体的线衰减系数。

将上式中 μ 移到等号左边，并取对数，得 $\ln I/I_0 = -\mu d$ 或 $\mu = (1/d)\ln(I_0/I)$。

一、CT 成像的物理基础

X 射线穿透物体后按指数规律衰减，如下式：

$$I = I_0 e^{-\mu d}$$

在扫描场中，具有一定厚度的扫描人体的某一层面（厚度由选定的断层厚度确定）被分割成许多小的体积单元（称为体素）。由这些小体积元素组成一个扫描矩阵，被准直成薄的、扇形束的 X 射线穿透体积元素，被衰减后到达探测器。

衰减按指数规律。从上述公式我们知道 I 和 I_0 是可以由测量得到的，d 是可知的，因为扫描场的尺寸是机器给定的，矩阵的大小也是知道的。因而每个小体积元素的 d 是可知的，剩下的就只有线性吸收系数 μ 了，求得了线性吸收系数 μ，我们实际上就得到了被扫描的人体断层的组织器官的密度分布。将组织器官的密度分布状况送去显示，于是我们得到了扫描断层图像。上述公式的推导如下：

$$I_1 = I_0 - I_0 \cdot \mu_d = I_0(1 - \mu_d)$$
$$I_2 = I_1 - I_1 \cdot \mu_d = I_0(1 - \mu_d)(1 - \mu_d) = I_0(1 - \mu_d)^2$$
$$I_3 = I_2 - I_2 \cdot \mu_d = I_0(1 - \mu_d)^3$$
$$I_n = I_{n-1} - I_{n-1} \cdot \mu_d = I_0(1 - \mu_d)^n$$
$$\text{Lim}(1 + 1/x)^x = e = 2.718$$
$$X \to \infty$$
$$设：x = -n/\mu_d \quad n = -X^{\mu d}$$
$$\text{Lim}(1 - \mu_d/n)^n = \text{Lim}(1 + 1/x)^{x(-\mu d)} = e^{-\mu d}$$
$$n \to \infty \quad X \to \infty$$
$$I = I_0 e^{-\mu d} \quad \mu = (1/d)\ln(I_0/I)$$

二、CT 装置成像的数学原理

图像的数学原理可以简单地理解为由计算机求解上述各个小单元的 μ 值过程。数学中采用数字矩阵的方式将选定层面分割成若干个体积相同的小的立方体即体素，根据被检体不同组织吸收系数不同，通过各个不同方向的扫描获得每个体素的衰减系数，排列成不同衰减系数的数字矩阵，应用计算机对矩阵内的数据进行处理，转换成由黑到白连续的灰阶方块即像素，最终形成图像。

(一)矩阵、像素与体素

矩阵是一个数学概念,表示一个横成行、纵成列的数字方阵,如同把一个被测体的选定层面加上一个栅格。CT装置中分为采集矩阵和重建矩阵。矩阵大小决定图像的分辨率,受到计算机容量的限制,采集矩阵越大,选定层面内分割的体素越多,组织内的密度越接近单一均匀密度,计算的衰减系数越准确,图像的空间分辨率就越高。CT装置的矩阵实际是衰减系数的矩阵。

像素又称为像元,具有空间上二维的概念,是组成图像矩阵的基本单位。像素的大小受选择重建矩阵大小的限制,矩阵增大,像素增多变小,图像空间分辨率提高。

体素是体积单元的略语,具有空间上三维的概念,是构成CT图像的最小体积单元,代表图像中被检体某一部位的一定厚度。当体素变小即层面选择较薄时探测器接收的光子数相对减少,为保证CT图像的质量,必须增加X线的剂量。

(二)图像重建方法

早在1917年澳大利亚数学家Radon就从数学原理上证明了二元或三元物体由投影的无限集合可重建图像。物体断层层面的各个单位容积从多个方向X线扫描所得的投影数据,经计算机快速运算,即经图像重建的处理过程而可重建图像。重建图像的数学方法有多种,包括:①直接矩阵法或逆矩阵法;②单纯重合法或逆投影法;③逐次近似法或称为叠代法,其中又分代数复元技术(ART)或称为代数重建法、同时逐次复元技术(SIRT)或称为联立叠代重建法、最小逐次近似技术(LSIT)或称为叠代最小重建法;④解析法,其中又分为二维傅立叶变换重建法、空间滤波反投影法、褶积反投影法。

逆投影法又称总和法或线性叠加法。它是利用所有射线的投影累加值计算各像素的吸收值,从而形成CT图像或者说是某一点(像素)的(吸收)值正比于通过这一点射线投影的累加。直接反投影法的主要缺点是成像不够清晰,需要花费大量的计算时间并且分辨率不高,目前已不采用这种算法成像。但这种方法却是CT其他成像算法的基础。

代数重建法首先对一幅图像的各像素给予一个任意的初始值,并利用这些假设数据计算射线束穿过物体时可能获得的投影值,然后用这些计算值和实际投影值比较,根据两者的差异获得一个修正值,再用这些修正值修正各对应射线穿过物体后的诸像素值。如此反复叠代,直到计算值和实测值接近并达到要求的精度为止。目前的临床用CT扫描机已不采用这种重建方法。

滤波反投影法的成像方法是在反投影之前,对所有的投影数据进行滤过或卷积,使图像没有所谓的"星月状"晕伪影。其成像的过程大致可分成三步:首先是获取全部的投影数据并作预处理。在这一过程的开始是先取得各投影数据的衰减吸收值并将其转换成重建所需的形式,如果数据中有射线硬化产生,同时将其校正。经过预处理的数据又称为原始数据,该原始数据可存入硬盘,在需要时可再取出为重建图像用。其次是将所得数据的对数值与滤波函数进行卷积,其间需通过大量的数学运算,同时采用的滤波函数还需考虑图像的分辨率和噪声等。通常,高分辨率的算法可使解剖结构的边缘得到增强并改善分辨率,但噪声也相应增加。最后,进行反投影,可以根据系统显示的区别选定矩阵大小(如 512×512 和 1024×1024 等),经滤波后的原始数据被反投影成像并可通过监视器显示。通常,重建后图像的大小与是否采用放大有关;图像的亮度与 X 射线通过物体后的衰减有关。

傅立叶重建法也是解析法之一。傅立叶重建的基本方法是用空间和频率的概念表达一幅图像的数学计算方法。假定有一张 X 线照片,可以将该照片看成是一幅空间图像,就是说,在空间概念中不同的解剖结构是由灰阶来表示的。一幅 X 线照片的空间图像可由 $f(x,y)$ 表示,并可用傅立叶变换的方法转换成由频率 $F(u,v)$ 表示的图像,经过运算再将频率图像用反傅立叶变换的方法转换成空间图像。采用傅立叶方法重建的图像可以使一幅频率图像通过改变频率的幅度来做图像的处理,如边缘增强、平滑处理等。频率信号便于图像质量的测试,如采用调制传递函数(MTF)的方法测试图像的质量。

上述数学方法涉及许多数学公式,不便详述,仅以逆矩阵法为例简述每个互相重叠的单位容积吸收系数计算的过程。

三、CT 值

(一)CT 值的概念

如前所述,CT 图像的形成如同对被检体某一选定层面分成若干体积相同的体素进行扫描,根据被检体不同组织对 X 射线衰减(吸收)系数不同,经过计算机以一定的方式进行计算获得每个体素的 X 线衰减系数(μ 值),排列成数字矩阵,经过数/模转换器把数字矩阵中的每个数字转换成由黑到白不同灰阶的小方块,即像素显示在显示器上,构成 CT 图像。就是说CT 扫描可以通过图像形式进行诊断,也可以通过测量 μ 值来区分不同组织的密度进行诊断。但是由于用 μ 值来直接表示不同组织的量十分不方便,记忆十分困难。所以 Hounsfield 重新定义了一个 CT 值来表达该物理量,以作为表达组织密度的单位,应用方便。CT 值定义为被测的各种物质的吸收系数 μM 与水对 X 线吸收系数的相对比值。即将被检体的受测物质的衰减系数 μM 与水的衰减系数 μW 作为比值计算,并以骨皮质和空气的衰减系数分别作为上下限进行分度,从-1000 到+1000 约 2000 个分度,这样就可以得出 CT 值。

CT 值的计算公式如下:

$$\text{CT 值} = \frac{\mu_M - \mu_W}{\mu_W} \times \alpha$$

α 为分度因数。应用 EMI 单位,分度因数为 500,现在均用亨氏单位,符号为 HU,分度因数为 1000

μ_W 系水的衰减系数,为 1

μ_B 系骨的衰减系数,为 1.9~2.0

μ_A 系空气的衰减系数,为 0.001 3,近于 0,代入上述公式

水的 CT 值$=(\mu_M-\mu_W)/\mu_W\times1000=(1-1)/1\times1000=0$

$$空气的 CT 值 = (\mu_A - \mu_W)/\mu_W \times 1000 = (0-1)/1 \times 1000 = -1000$$

$$骨的 CT 值 = (\mu_B - \mu_W)/\mu_W \times 1000 = (2-1)/1 \times 1000 = +1000$$

每一个亨氏单位的变化相当于 0.1% 衰减系数的变化。因此可以看出 CT 值是反映物质的衰减系数的另外一种形式,由于用整数表示了 μ 值的大小,便于记忆,应用方便。但 CT 值并不是绝对值,而是以水的 CT 值为 0 的相对值。人体组织的 CT 值界限可分为 2000 个分度。上界是骨的 CT 值,为 +1000HU,下界是空气的 CT 值,为 -1000HU。这样分度包括了由密度高的骨到密度最低的器官内所含气体的 CT 值。

但是 CT 值并不是绝对不变的数值,它与 X 线管电压有关。由 X 线的结构可知 X 线源是一束波长不等的连续光谱,并非单一波长的射线,在组织内的光电吸收和康普顿吸收的比例不同,因此,CT 值会随着管电压的高低而改变,在不同管电压下扫描 CT 值会有差异。尽管这种差别对临床应用并无明显影响,但在进行定量分析,比较不同 CT 装置所得同一组织的 CT 值时,应该了解所用的管电压,否则也会造成误差。其次,某一正常或病理组织的 CT 值还会受到部分容积效应的影响,因此,在组织密度的定量分析上 CT 值虽有很大的价值,但也有一定的限度。

(二)部分容积效应与周围间隙现象

CT 图像上,各个像素所示数值是代表相应单位组织容积整体的 CT 值。如在像素内有两种以上横行走行的组织结构时,则不能如实地反映各个组织结构的 CT 值。如 EMI MK1 型装置,扫描用 X 线束宽为 3mm,对 24cm 正方形一边以 1mm 为间隔,测量 240 个点的透过 X 线量。这样透过相邻部分的 X 线束必有重叠,所测 CT 值也有重叠。因此判断各个 CT 值时,需经常考虑此点。

1.部分容积效应

在同一扫描层面内含有两种以上不同密度横行走行而又互相重叠的物质时,则所测得的 CT 值不能如实反映其中任何一种物质的 CT 值。这种现象即为部分容积效应或称部分容积现象。在诊断中,由于部分容积效应的存在,致使小于层面厚度的病变虽可显示影像,但所测 CT 值并不能真实反映该图像所代表的病变组织的 CT 值。病变组织如比周围组织密度高而其厚度小于层面厚度,则测得的 CT 值比实际组织的小。反之,病变组织密度比周围组织的密度低时,而其厚度小于层面厚度,则测得的 CT 值比实际组织的 CT 值高。因此,对于小的病灶 CT 值的评价要注意,以免误诊。采用薄层扫描或部分重叠扫描和加大重建矩阵,可以减少部分容积效应的影响,提高图像水平和诊断质量。图 1-1-2 是在 1cm 层厚的层面内不同厚度物体所测 CT 值的情况。

由于部分容积效应的影响,层面内不同结构物体边缘如被斜行横断,则其轮廓由于 CT 值的不准确而显示不清。例如侧脑室侧壁,与层面内斜行走行的导水管和没有扩大的侧脑室下角轮廓显示不清就是这种原因。眼眶横断层面图像中,视神经的 CT 值不真实也是该原因。

2.周围间隙现象

在一个层面内,与层面垂直的两个相邻且密度不同的物体,其物体边缘部的 CT 值不能准确测得,结果在 CT 图像上,其交界的影像不能清楚分辨,这种现象为周围间隙现象这是因为扫描 X 线束宽,透过 X 线测量的间隔和像素大小之间不一致的缘故。例如 MK1 型 CT 装置,扫描线束为 3mm 宽,透过 X 线测量间隔为 1mm,而像素大小为 1.5mm×1.5mm。结果是相邻接的测量值相互重叠。

周围间隙现象的存在,使密度不同的物体交界处,在密度高的物体边缘,其 CT 值小,而在密度低的物体边缘,其 CT 值大。例如扫描水中的苏合香烯圆柱模型,其 CT 值为 60U(EMI 单位),而其边的 CT 值小 60U。如圆柱直径小于 4mm,则不能显示出其本来的 CT 值,而明显小于本来的 CT 值。密度差别小的物体相邻时,交界处影像不清,图像上辨别不出密度上的差别。另外,密度较周围物质高的物体,其影像大,而且密度差别越大,则影像也越大。

基于上述原因,CT 图像上所示某一结构或病变的形状、大小和 CT 值并不一定同它本身的真实情况相一致。各个像素所示 CT 值也不一定能准确代表相应组织容积的 CT 值。

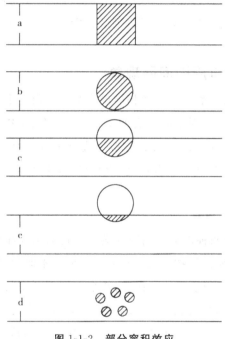

图 1-1-2　部分容积效应

扫描厚度为 1cm,不同厚度的物体以 表示 a.厚度等于 1cm 物体,其 CT 值准确 b.直径为 1cm 球体全部在扫描层面中,中心部 CT 值真实 c、d.球体部分在扫描层面内(c),物体小于层面厚度(d),两者均不能得到真实的 CT 值

四、窗宽与窗位

窗口技术是 CT 检查中用以观察不同密度的正常组织或病变的一种显示技术,包括窗宽和窗位。由于各种组织结构或病变具有不同的 CT 值,CT 本身能够分辨约 2000 个甚至更多的灰阶,而人眼在上述全灰度标尺范围内,只有当两个像素的灰度相差 60HU 时才能分辨出

它们之间的黑白差,这相当于在全灰度范围内把从全黑到全白的灰阶只分成 33 个级差。所以,必须有一种技术来调节人眼与灰阶显示之间的差别,这种方法在 CT 中被称为窗口技术或窗宽、窗位调节。欲观察某一组织结构细节时,应选择适合观察该组织或病变的窗宽和窗位,以获得最佳显示。

窗宽是 CT 图像上显示的 CT 值范围,在此 CT 值范围内的组织和病变均以不同的模拟灰度显示。采用窗宽技术使 CT 值高于此范围的组织和病变,无论高出程度有多少,均以白影显示,不再有灰度差异;反之,低于此范围的组织结构,不论低的程度有多少,均以黑影显示,也无灰度差别。这样用白或黑覆盖了不需要观察部位的 CT 值。增大窗宽,则图像所示 CT 值范围加大,显示具有不同密度的组织结构增多,但各结构之间的灰度差别减少,对比度降低,观察图像的层次相对增多。减小窗宽,则显示的组织结构减少,然而各结构之间的灰度差别增加,对比度明显增加,相应观察图像的层次减少。如观察脑质的窗宽常为 -15～+85HU,即密度在 -15～+85HU 范围内的各种结构如脑质和脑脊液间隙均以不同的灰度显示。而高于 +85HU 的组织结构如骨质及颅内钙化,其间虽有密度差,但均以白影显示,无灰度差别;而低于 -15HU 组织结构如皮下脂肪及乳突内气体均以黑影显示,其间也无灰度差别。

窗位是窗的中心位置,可以理解为打开不同窗宽的钥匙。采用不同的窗位,可以相应得到不同位置的窗宽。同样的窗宽,由于窗位不同,其中所包括 CT 值范围的 CT 值也有差异。例如窗宽同为 100HU,当窗位为 0HU 时,其 CT 值范围为 -50～+50HU;如窗位为 +35HU 时,则 CT 值范围为 -15～+85HU。通常,欲观察某一组织结构及发生的病变,应以该组织的 CT 值为窗位。例如脑质 CT 值约为 +35HU,则观察脑组织及其病变时,选择窗位以 +35HU 为妥。

由上可见,同一 CT 扫描层面,由于选择不同的窗宽和窗位可获得各种观察不同组织结构的灰阶图像。例如同一 CT 扫描层面用两个不同窗技术所取得的两幅颅脑图像。当选择窗宽 100HU、窗位为 +35HU 时,脑质结构及其病变显示最佳,而骨质变化显示不清。但提高窗位为 +300HU,窗宽为 800HU 时,则可清楚显示出颅壁的骨质破坏和增生,而脑质结构及其病变显示不佳。因此,为显示欲观察的组织及其病变,应在 CT 操作台上选择适当的窗宽与窗位,并用多幅照相机加以记录。一旦摄成胶片,图像的灰度即不能改变。

五、CT 分辨率

CT 的分辨率是判断 CT 性能和图像质量的重要指标,掌握 CT 的各种分辨率,有利于了解 CT 的各种性能和提高图像的质量。

(一)空间分辨率

又称高对比分辨率,是指某一物体与其周围介质的 X 线吸收差异较大时,CT 装置对该物体结构微小细节影像的识别能力。常用的表示方法是能分辨最小圆孔的直径的大小(mm)或者用每厘米内的线对数的多少(LP/cm)。空间分辨率与探测器孔径的宽窄及相互之间排列的距离大小有关,探测器的孔径愈窄和相互之间排列的距离愈小,扫描后得到图像空间分辨率愈高。另外,空间分辨率还与图像重建中采用的卷积滤波函数形式、像素大小、被检物体吸收系数的差别以及 CT 装置本身的噪声等因素有关。通过选择较薄的扫描层厚、采用较大的扫描矩阵减小像素可以相应地提高空间分辨率,但是,由于选择层面较薄,探测器接受到的 X 线光子数减少,需要适当提高 X 线剂量。

(二)密度分辨率

又称低对比分辨率。是指某一物体与其周围介质的 X 线吸收差异较小时,CT 装置对该物体的密度微小差别的识别能力。常用百分数表示。如某设备的密度分辨率为 0.35%,即表示两物质的密度差大于 0.35% 时,该设备能够将它们分辨出来。密度分辨率与被检物体的大小、X 线剂量、噪声等因素有关,通过加大 X 线剂量,即增加探测器吸收的光子数,提高其信噪比,相对降低其噪声或者增大被检物体的几何尺寸可以提高密度分辨率。CT 装置的密度分辨率明显高于 X 线照片,它可以分辨 X 线照片所无法分辨的组织,虽然两个相邻的软组织密度差别不大,仍可以形成密度对比而形成影像。

空间分辨率和密度分辨率之密切相关且相互制约,空间分辨率与像素的大小有关。矩阵大、像素小、数目多、图像清楚,空间分辨率提高,但是在 X 线源总能量不变的条件下,每个单位容积(体素)所得的光子却按比例减少,致使密度分辨率下降,噪声加大,使密度差异微小的组织不易区分。如果保持原来的密度分辨率,则需要增加 X 线源的能量。这样,就需要提高 CT 的 X 线发生装置的性能和考虑患者所接受的射线剂量。

(三)时间分辨率

为单位时间内可采集影像最多帧数,反映为单一层面的成像时间及可连续采集影像的能力,由于多排螺旋 CT 的出现,旋转一周的时间缩短到 300~500 毫秒,重建算法相应改变,计算机的重建速度和容量的加大,时间分辨率已经提高到几十毫秒。随着时间分辨率的不断提高,CT 装置真正可以扫描心脏、大血管等动态器官,得到高质量的图像。如在多排螺旋 CT 心脏成像时,时间分辨率的高低则决定了 CT 机在这方面临床应用的适应性和范围。

(四)Z 轴分辨率及 Z 轴覆盖率

在 CT 扫描方式出现螺旋扫描后,由于多平面和三维的成像质量提高,出现了应用上的一个新的概念即纵向分辨率,也可以称为 Z 轴分辨率。纵向分辨率的含义是扫描床移动方向或人体长轴方向的图像分辨细节的能力,它表示了 CT 机多平面和三维成像的能力。扫描的最薄层厚决定 Z 轴方向的分辨能力,目前最薄的采集层厚已经达到 0.4mm,选择最薄的层厚扫描目的在于真正实现各向同性体素采集,从而达到最佳的各类重建效果。纵向分辨率的高与低,其结果主要涉及与人体长轴方向有关的图像质量,例如矢状或冠状位的多平面图像重组。目前,4 排螺旋 CT 的纵向分辨率约 1.0mm,16 排螺旋 CT 的纵向分辨率是 0.6mm,而 64 排螺旋 CT 的纵向分辨率已经达到 0.4mm。

Z 轴覆盖率可以理解为管球旋转一周在 Z 轴方向上所覆盖的扫描范围,随着多排螺旋 CT

的出现,Z轴方向探测器的排数增加,使得 Z 轴覆盖宽度最大已经达到 400mm,由于 Z 轴覆盖宽度的增加明显缩短了扫描时间,加快了扫描的速度。正在研发的平板探测器应用于 CT 后会明显增加 Z 轴的覆盖范围,单周旋转一次可能覆盖整个人体器官。

六、伪像

CT 重建的图像有可能因种种原因产生与真实情况不相符合的结构,这被称为伪像或伪影。有些伪像明显不是真实的结构,例如,环形伪像,音叉伪像等,有些情况下仅是 CT 值与实际物质衰减系数不成比例,所以看不出来,但在定量时会产生误差。CT 中最易产生的是条纹伪像,任何原因在投影数据上产生了误差,这误差在投影曲线上产生一个不正常的尖峰,由于CT 重建中每个测量值都被反投影到整个图像上,所以这种单个尖峰就变成重建图像上的一条条纹,而许多细小杂乱条纹的交叉就会形成颗点斑点,成为图像噪声。按照引起伪像的原因,可将它分成 5 类。

(一)测量误差引起的伪像

1.检测器故障引起的伪像

当一个检测器通道不正常工作或检测器通道不是均匀一致响应时,在第三代机器中将导致明显的环形伪像。

2.X 射线强度波动引起的伪像

一般 CT 的电源做得比较稳定,X 射线强度波动主要来自球管阳极表面光滑性的变化,例如,阳极上的凹痕,随着球管的超期使用可能变得更严重,这种波动导致圆形的云纹状伪像。

(二)由于几何误差和限制引起的伪像

1.有限个投影数和每个投影中有限个采样点引起的伪像

理论上需要无限多个采样点和无限多个投影来完善地重建出图像、实际上我们是从图像的分辨率要求、扫描时间、可获得的检测器尺寸等折中地选定投影数和采样点数的。当投影数不足时即产生条纹伪像,这种伪像是从高对比度目标的边缘或高密度点上发射出来,越到边上越明显,并且分布很规则的条纹。理论上导出的、要求没有明显条纹伪像所需的最少投影 n_{min} 为

$$n_{min} = 2\pi r_{max} f_{max} (平行束)$$
$$n_{min} = 4\pi r_{max} f_{max} / (1 - \sin\delta)(扇形束)$$

式中,f_{max} 为图像的最大空间频率;δ 为扇形束的半张角;r_{max} 为成像范围。

2.几何位置不准确引起的伪像

如果重建程序中旋转中心的位置与实际旋转中心不符,那么在 360° 扫描时图像上会引起一种类似于电视机重影一般的模糊,而在 180° 扫描中,这种误差引起环绕着高密度区域的形状类似于音叉的伪像。检测器位置的误差在第三代机中也将引起轻微的环形伪像。

以上伪像分析主要是曾引起过制造者的重视,而对于操作者来说由于新的 CT 机已克服

了这些"初期弊病",因而实际中已较少遇见。

(三)系统非线性引起的伪像

1.X射线射束硬化引起的伪像

CT重建的理论是严格的,但它的数学模型是建立在 x 射线穿过物体时按 $\exp(-\int \mu dl)$ 方式衰减的基础上的。对人体,μ 不仅是 z,y,x 的函数(这是我们要重建的 CT 值分布),而且还是能量 E 的函数,前面的分析实际上假定了 X 射线是具有单一能量的射线束,即假定与一定能谱的射束有相同半值层的能量为等效能量,所以我们重建的是等效能量下的 $\mu(X,y,z)$ 值。

但是我们仔细分析有一定能谱的射束穿过物体时的衰减情况,可看到这些谱线中能量较低的部分在穿过物体时衰减很快,而谱线中能量较高的部分在穿过物体的过程中衰减得较慢。因此,X 射线束在穿过物体的过程中,它的谱分布形状是不断变化的,谱的低频部分相对地变得更少,谱的峰向右边高能处移动。高能射线的绝对强度当然是随距离下降的,但从谱的形状上看,它相对来说增大了,如果看射束的等效能量,则等效能量是上升了,所以说射束变得更硬了,称之为射束硬化。

对于一个均匀物体来说,如果各点受到的 X 射线能量相同,则它的 μ 值应该处处相同,但是对 X 射线束来说,在刚进入物体时等效能量较低,它感受到的 μ 值较大,而在经历了一段路程之后,由于射束硬化,即由于 X 射线束本身的等效能量逐渐变高,而 μ 值随能量升高而变小,因此它感受到的 μ 变得小了一些。或者说从投影数据上反映的 μ 值是沿途逐渐变小的。用这样的投影数据重建出来的 μ 值图像为中间 μ 值小一些、边上 μ 值大一些的不均匀的图像,如果画出图像上 μ 值随位置变化的曲线,那么本该是一条平线现在却变为了凹形形状,这被称为射束硬化伪像或 cupping 效应。

对于单纯的软组织目标来说,它的能谱变化与同样形状的水相似,这种硬化伪像可用事先做好的校准表来消除之。但是这个校准表是与电压、滤波情况有关的,所以在软件中,要根据所选电压和滤波片自动找到对应的校准表才能校准这种伪像。

由于骨的衰减系数比软组织大得多,而且随能量的变化也比较剧烈,因此用上述校准表对骨的射束硬化效应不能得到有效的校准,故往往产生在骨的高密度结构之间的暗区或轻度条纹伪像。例如,在颅底岩骨之间的图像上的暗条纹。为此,有的制造商在脑部扫描中提供了专用的骨校正算法。

2.X射线散射引起的伪像

虽然 X 射线仅限于扇形薄层内,因而比起投影成像来,散射射线要少得多,但 X 射线在穿过目标时仍产生散射(特别是锥束成像时),它使检测器得到了额外的射线,从而使检测器读数增大。这个读数的增量,对于目标厚度小的区域来说,相对增量是很小的,而对于目标厚度大的区域来说,因为信号本身已衰减得很小,所以相对增量就相当大。这就造成在检测器上读到的值与厚度的关系变为非线性,也即感到目标厚的地方衰减系数变小了,所以在图像上反映出来的效果与射束硬化是类似的。

3.部分容积伪像

在图像重建时假定射线是无限窄的一条线,实际上检测单元有一定宽度,而且还常常取了较大的层厚,所以我们取的是在这个宽度和厚度上的读数平均值(也即 I_0、I 都是平均值)。随后我们取对数去求投影值 $\ln(I/I_0)$,并按此投影值重建,求取 μ 的分布,这里问题出在读数时是按线性关系取的平均值,而取对数是一个非线性变换。因此,假如我们将检测器做得非常小,对每一个小检测器求出 $\ln(I/I_0)$ 之后再平均,那么这个平均值与用,I、I_0 均值求出的 $\ln(I/I_0)$ 是不一样的,这自然也造成了重建图像与真实情况的不一致。特别是在高密度物质的边缘或小的高密度点上,这时检测单元的宽度或厚度可能只对应了一部分高密度场的体积,所以称之为部分容积效应。部分容积效应也导致从边缘和高密点上发出的条纹状伪像,这种伪像与采样点太少引起的伪像比较相似。

4.运动伪像

患者的移动不仅会使当前投影模糊,而且由于重建中的反投影过程,还会干扰全部图像,产生伪像,其强烈程度取决于目标运动速度与扫描速度的相对值。由于目标的运动,其在 0°的投影和 180°的投影不一致,故常导致有点像音叉或鸟的羽翼一般的伪像。

5.金属植入物伪像

对于有金属植入物的患者,建议选择合适的层面和方向,使扫描层面内尽可能不包括金属植入物,因为它会使射束硬化和部分容积伪像大大增强,还会完全掩盖住它周围的正常图像(从金属物位置发出的条状伪像会对图像的很大范围产生影响)。

(四)多排螺旋 CT 的伪像

(1)锥形线束伪像。由于近似重建算法采用小锥角的假设,当排数增加、锥角加大时会出现伪像,现在已发展了一些校正方法,使伪像减小。

(2)与插值算法相关的伪像:多数情况下线性插值效果较好,但当采样投影的距离相隔过大时或者当扫描对象有局部高密度或高频结构时,线性插值效果不佳,可能引起明显伪影。

(3)检测器 z 向各单元之间的隔板可能引起 SSP 曲线的局部下陷畸变,在螺距小时有时会看到它所引起的伪像,螺距增大时此伪像消失。

第二节　CT 的检查方法

一、定位扫描

多数检查需要定位扫描,以获得准确的扫描位置和范围,同时可以了解有无扫描禁忌情况,并能为智能低剂量扫描获得参照数据。少数部位和特殊情况可以不用定位扫描,如颅脑扫描,其扫描定位的体表标志相当明确,可以直接人体定位;鼻旁窦冠状位扫描、下颌骨扫描等也常可以免去定位扫描。定位扫描时 X 线管运作方式不同于断层与螺旋扫描,后两者扫描时 X

线管-探测器系统围绕受检者进行旋转,检查床同步移动相应的距离,而定位扫描时机架内的X线管处于静止状态,只有检查床做进床或出床的水平移动。根据X线管静止的指定位置,分别获得正位片和侧位片;当X线管静止在12或6点钟位置时,扫描得到的是人体前后位或后前位的定位片,即正位片;当X线管静止在9或3点钟位置时得到的是人体侧位片。

一般情况下,扫描一个部位通常只需定位扫描一次,获得一幅定位片即可;但现代多层CT心脏冠脉扫描常采用正侧位两个定位图像,以确保精确定位目标需要扫描的视野范围,保证检查目标落在最小的扫描视野内,最大限度地提高分辨力。

二、非增强扫描(平扫)

非增强扫描,即临床上常规的平扫,该扫描无须为患者注射对比剂,是最常用、也是最基本的CT扫描方式。在定位扫描并确定扫描范围和计划后即开始进行平扫。平扫基本上是每位受检者所必需的。

平扫主要获取的是受检者扫描部位的解剖信息,是进行基本临床诊断的依据,因此对图像的空间分辨力和软组织的对比度要求较高,高的空间分辨力以及良好的软组织对比度有利于小病灶的检出,为判断是否需要进一步增强扫描提供参考。

三、造影扫描

造影扫描与普通扫描的区别是在扫描前或扫描中需要向体内引入造影剂。

就像普通X线检查中一样,CT检查也使用阴性造影剂,如空气等或阳性造影剂,如碘剂等,来增加靶器官与周围的对比。但与普通X线检查不同的是,CT还在某些情况下使用中性造影剂,如水等,其目的是使靶器官,如胃肠道等空腔器官充分扩张,避免由于褶皱折叠造成的诊断困难,同时又不至于遮盖由其他阴性或阳性造影剂造成的改变。

在CT扫描中也经常使用两种以上的造影剂,以充分显示靶器官的改变。如在胃肠道检查中联合应用阴性和阳性造影剂或联合应用中性和阳性造影剂,以充分显示胃肠道壁的改变。在腹部其他器官的检查中,也经常联合应用中性和阳性造影剂,以避免胃肠道影像对靶器官的干扰。

造影剂的引入方式也可以分为直接引入,即造影剂不经过代谢而直接到达靶器官,如口服、灌肠、静脉注射等;还有就是间接引入,造影剂需要通过体内代谢后才能到达靶器官,如胆道造影剂,进行肾盂造影中的碘剂等,胆道造影时很多情况下造影剂需要经静脉给药。需要注意的是,一般的碘剂在体内存在泌尿系和胆系的竞争性代谢情况,如胆道造影剂有少量经过肾脏排泄,当胆道出现严重梗阻时,大部分造影剂可能都通过肾脏排泄,从而使胆系无法显影,同样道理,当出现严重肾功能障碍时,经泌尿系统排泄的造影剂也可能无法得到满意的强化。

静脉给药的方法常用为静脉滴注和快速推注(又称团注法)两种。静脉滴注方法一般是在需要观察造影剂在体内的代谢过程或体内的血容分布时使用,如在进行胆道增强CT扫描中,造影剂需要通过缓慢的代谢过程才能在胆系内汇集,汇集后又不会很快流走,这时使用慢速滴注,既能达到满意的效果,又能减少体内的碘剂负荷,降低不良反应的发生概率。而快速推注法则体现血流在靶器官进入和流出的情况,并进一步反映靶器官的血管分布,例如在夹层动脉瘤的观察中,短时间内快速推注扫描,可以观察到造影剂首次流经病灶部并在真腔内通过,随着血流循环稀释后可以进入假腔的情况。

目前在 CT 扫描中最常用的是静脉快速推注的增强扫描。其原理是经静脉快速注射造影剂,由于造影剂注射速度较快,可以在血管内完全取代血液,形成高对比段。随着注射结束,血流速度减慢,造影剂逐渐被稀释,与周围对比减低。经过若干次循环后,造影剂均匀分布于全血并进入血管外间隙,并逐渐随代谢排出体外。当我们对靶器官进行扫描时,会发现器官内动脉在短期内迅速强化,并持续一段时间,这就是造影剂首次通过靶器官时的强化情况,我们把这段造影剂持续强化的时间称为窗口时间。在窗口时间内完成扫描,就能得到满意的靶器官的动脉相影像。窗口时间的长短取决于注射的方法、注射时间的长短及患者的血液动力学状况;窗口时间内的强化程度与造影剂的浓度和注射速度成正比。造影剂从动脉经过毛细血管进入静脉系统,这时扫描就会得到静脉相,有些器官,如肝脏等,具有双重血供,其主要供血来自门静脉系统,它的强化时间与静脉相相似。当造影剂均匀分布于全血后扫描,就得到所谓实质相或称平衡相。

在团注扫描中,为了节省造影剂用量和减轻不良反应,应在静脉注射后迅速达到窗口期并维持其浓度,这就要求静脉注射速度远远高于普通药物的静脉注射速度。目前多使用高压注射器来完成这一任务。高压注射器一般由操作台、推进器、注射针筒和连接管构成。操作台可以完成注射参数的设置、注射的启动,有些操作台还允许与 CT 扫描机连接,由 CT 机来完成扫描的启动,这样使扫描时相的把握更准确。推进器除推进装置外一般还附带有针筒加热装置,可以把造影剂加热至与人体温度接近,这样既减少了患者的不适感,又降低了造影剂的粘度系数,使注射更加顺利。高压注射器的参数设置,一般包括压力限制、注射速度、注射时间或总给药量。有些高压注射器允许设置多个时相,即在扫描不同阶段分别以不同的速度注射。某些高压注射器配备了两个针筒,可以分装不同的造影剂分别注射。如在一支针筒内装入碘剂,另一支装入生理盐水,在注射过程中先注入造影剂,然后以同样速度注入生理盐水,使生理盐水推动造影剂前进,避免造影剂因血流速度减慢而被很快稀释,延长窗口期时间,减少造影剂用量。

使用高压注射器推注造影剂可以严格控制注射的速度、注射时间和注射药量,也避免了工作人员接受辐射。但是它也有一些缺点,其中最重要的是可能出现造影剂外渗。因为注射速度极快,如果造影剂注射至血管外,则可在瞬间出现较大水肿区,如果没有及时发现并停止注射,则可造成大量造影剂外渗,局部形成软组织高度肿胀,严重者形成局部皮肤软组织损伤,甚至造影剂进入肌肉间隙,造成血管压迫而形成远端血运障碍。出现这种情况,多数是由于注射压力过大,造成注射过程中针头移位、穿过血管壁、退出血管腔或者造成血管破裂。其危险因素很多,患者的血管脆性增加,如患有糖尿病血管病、周围血管病,如雷诺氏病、多次反复静脉注射造成的静脉炎等;患者应用激素类或抗凝药物或正在进行化疗等都可以增加其发生概率。对于轻度造影剂外渗,无需特殊处理就会很快吸收,较重的情况可以局部冷敷或同时局部应用激素类药物以减轻炎症反应,对于怀疑出现软组织坏死或血运障碍者,应与外科会诊,必要时手术治疗。

在团注式造影增强中,造影剂的用量取决于注射速度和注射时间。注射的速度又取决于所需要的对比度大小和使用造影剂的浓度。常用的软组织造影剂含碘量在 76% 左右,在自然对比比较好的部位,如胸部,也可以使用 60% 浓度的造影剂。注射速度越快,与周围对比越高。一般高压注射器允许的注射速度从 1mL/s 到 20mL/s,甚至更高,但我们常用的注射一般在 2～8mL/s 左右。造影剂的注射时间取决于扫描所需要的窗口期时间长短,而需要窗口时间的长短取决于扫描范围大小和 CT 机的扫描速度。扫描范围越长,扫描时间越长,消耗造影剂量越大;CT 机的扫描速度越快,扫描时间越短,造影剂消耗越小。为了减少造影剂不良反应的发生,减少患者所受辐射剂量,我们应该在保证影像质量的条件下,尽量减小扫描范围、使用快速扫描方法。

对于团注增强扫描,根据不同的扫描目的、不同的器官及 CT 扫描条件的限制,可以使用不同的扫描方案。对于了解一个期相就足够或者扫描速度较慢,仅仅能完成一次扫描时,可以使用单次增强扫描。例如对于主动脉的扫描或者怀疑大动脉狭窄进行的扫描,进行一个动脉相扫描就可以完成诊断。而对于多数实质性病变,最好能完成动态多时相扫描。动态扫描就是在造影剂通过靶器官的动脉期、静脉期及实质期分别进行扫描。这种扫描的理论依据是多数肿瘤和炎症性病变都存在血供异常。肿瘤因为肿瘤因子的作用而产生大量新生的畸形肿瘤血管,这样就使肿瘤的血供异常丰富,而且血液在这样的血管内滞留时间延长。在动态增强扫描中,肿瘤显示为血供丰富的病变,而且肿瘤的静脉和实质期表现为持续强化。在炎症性病变,由于炎症因子的刺激,使动脉充血,血供增加。在增强扫描中,也表现为病变的血供丰富和持续强化。而在良性肿瘤或肿瘤样病变,动态扫描往往表现为动脉相和延迟相的持续低水平强化。

为了进一步区别肿瘤和炎症性病变或者早期发现缺血性病变,还可以经静脉团注造影剂后,在造影剂首次通过受检组织的过程中对选定层面进行快速扫描,从而得到一系列动态图像,然后分析造影剂首过过程中所对应体素的密度变化,从而得到反映血流灌注情况的参数,并组成新的数字矩阵,通过数模转换,以相应的灰度或颜色表现出来,即可得到灌注图像,这就是所谓 CT 灌注扫描。CT 灌注常用参数有组织血流量(CBF),即单位时间内流经一定体积组织的血容量(mL/min);组织血容量(CBV),即一定体积的组织内的含血量(mL);平均通过时间(MTT),即指血液流过组织的毛细血管床所需要的时间(s);达峰时间(TTP),即造影剂通过组织的峰值时间(s)。灌注扫描不仅对良、恶性病变的鉴别有一定意义,而且还可以应用于脑血管急性病变的早期检出、急性梗死组织或移植器官的存活情况监测等。

现在随着多排螺旋 CT 的出现,完成单个扫描方案的时间已经很快,这样就允许在单次注射后完成两个部位以上的复合扫描。例如对于怀疑为肺动脉栓塞的患者,对肺动脉进行单个动脉期扫描就足以确定诊断,但是考虑到在我国下肢静脉血栓脱落是造成肺栓塞的最主要原因之一,为了确定深静脉血栓的有无,可能需要再进行一次扫描,这时如果 CT 扫描的速度足够快,就可以在肺动脉扫描后直接加扫下肢静脉期。对于肺癌或体部其他恶性肿瘤患者,脑转移有无是决定患者预后的重要因素,对于这类病例,可以在靶器官的动态扫描完成后进行一次脑部的增强延迟扫描,这样对转移灶的检出远远高于非增强扫描。复合扫描的优点是可以省略一次造影剂注射,既减少了不良反应的发生又减轻了患者的负担。

尽管增强检查有很多优点,但由于需要注射造影剂,并不适合所有患者。对碘剂存在严重过敏反应者应为绝对禁忌证;存在肾功能损伤或心功能不全者,造影剂注射均有可能加重病变,应视为相对禁忌证。存在其他不适合快速注射造影剂者,也应该结合临床慎重考虑使用增强检查。

第三节　CT 检查技术

一、头颅扫描技术

CT 扫描技术是操作人员通过人机对话以及运用机器各种功能完成的操作技术。根据不同的检查部位,设定不同的扫描方式及扫描方法。恰当地选择扫描范围、有目的地选择造影剂,并根据病变的大小决定扫描的层厚、层距(床移动距离)、体位、机架倾斜角度和采用的各扫描参数等,以便获得具有诊断意义的图像。

(一)扫描方式

CT 问世以来,临床应用范围从头部扩展到全身,一般除平扫外,还有增强扫描(静脉注入造影剂增强)。此外,还有下列扫描方式应诊断需要而进行。

1.快速连续动态扫描

这一功能是对患者注射造影剂后,需在一定时间内完成整个检查的扫描方式。首先设定软件工作方式是在选取了扫描的起始位置和终止位置或对感兴趣区的某一层面做快速连续扫描。设定层厚和其他一切必要的扫描条件后,整个扫描过程自动逐层进行。而在扫描结束后,再逐一处理显示图像。这种扫描方法通常有两个用途:一是用作动态研究,记录下感兴趣的层面内某一时间过程中造影剂浓度的变化。观察血运供给及病变的显示;二是用来研究心脏某一部位随时间变化的情况,可与心电图相配合。

这种扫描方式对 X 线球管的负荷有较高的要求,一般均有自动温度监测系统加以保护,以免过热损坏球管。

2.目标扫描

目标扫描方法只扫描感兴趣的区域,而对其他剖面或者不扫描,或者用较低的剂量或较大的间距扫描。以减少患者对射线总的摄入剂量,提高感兴趣区层面的空间分辨率。此方法多用在病变区域局限的部位检查或病变范围广而做较大的间距扫描(即床移动距离大于层面厚度）。

（二）扫描前准备

（1）头部扫描前须将发卡、耳环、假牙等异物取掉。

（2）体部扫描须将检查部位体表及衣物上的金属异物取掉。

（3）腹部扫描须做肠道准备，不能有肠道钡剂存留。

（4）对需做增强扫描患者，空腹。检查前4～6小时禁食。

（5）对躁动不安或不合作的患者可根据情况给予镇静剂。

（6）根据需要扫描前给予口服造影剂或静脉注射造影剂等。

（三）各部位的扫描方法

颅脑扫描多用横断轴位扫描，有时加扫冠状层面，颅脑扫描常用的扫描基线有：

听眦线：从外眼眦到耳屏上缘

听眶上线：从眶上嵴到耳屏上缘

听眶下线：从眶下嵴到耳屏下缘

听鼻线：从鼻翼根部到外耳孔

根据扫描需要选择不同的基线依次向上或向下逐层扫描。头部摆位十分重要，务必使每一层面图像两侧对称，准确反映该层面的解剖结构。

1.颅脑扫描

位置：患者仰卧，横断轴位扫描，头摆正，使头正中矢状面与身体长轴平行，瞳间线与矢状面垂直，以听眶上线为基线向上扫至头顶。

层厚≤5mm，层距≤5mm。

窗技术：$WW=100\sim120$，$WL=35$ 左右。

颅脑扫描对急性脑出血、先天性畸形、急性颅脑外伤、脑积水等不需增强。大多数脑梗死也不需要增强。对70岁以上的老人，5岁以下儿童以及高血压、心脏病患者慎用增强扫描。而对脑瘤、脑脓肿、脑血管畸形、癫痫和脑囊虫病必须先平扫，然后做增强。对于增强扫描才能显示病变的复查病例和肿瘤术后复查、脑转移等直接增强扫描不需平扫。

增强扫描时采用高压注射器，静脉团注碘对比剂300～370mgI/mL，总量50～70mL，流率2.0～3.5mL/s。

如欲观察鞍上池和桥小脑角池，借以诊断该区的脑瘤和观察脑脊液动力异常时，一般采用非离子型造影剂欧乃派克脑室造影。经脊蛛网膜下隙注入5～8mL（150mg/mL）充盈脑池，再行扫描。

位置：仰卧横断轴位扫描，头低30°～60°，一分钟后使头低5°～10°扫描。

对观察脑脊液动力变化的患者，应在注入造影剂后2、6、12、24小时后进行扫描，必要时48、72小时做延迟扫描。这种检查也可用气体替代造影剂。

层厚：5～10mm，层距5～10mm。

窗技术：WW＝100～150，WL＝35～45左右。

2.脑垂体、鞍区扫描

位置：冠状位扫描，患者取颌顶位（仰卧）或顶颌位（俯卧），对体胖颈短患者采取俯卧顶颌位较好。身体俯卧，下颌前伸，使听眦线与床的长轴平行，瞳间线与头矢状面垂直，嘱患者呼吸动作要轻，避免头移动。或作侧位定位相，扫描基线尽量与鞍底垂直，从后床突扫至前床突。

层厚：3mm，层距3mm。

窗技术：WW＝200～250，WL＝45～50左右。

对脑垂体、鞍区病变，不需平扫直接行增强扫描，静脉团注碘对比剂300～370mgI/mL，总量50～70mL，流率2.0～3.5mL/s后立即行冠状位连续扫描，扫描结束后，再逐一处理显示图像。图像要做局部放大。

冠状位直接增强扫描后，根据诊断需要决定是否做横断面扫描或矢状面重建处理。

3.听神经瘤及桥小脑角区扫描

位置：患者仰卧，横断轴位扫描。以听眦线为基线向上扫至岩骨。头摆正，使两侧内听道显示在同一层面。

扫过岩骨再行增强扫描，从听眦线层面向上扫到侧脑室前角为止。

层厚：3～5mm，层距3～5mm。

窗技术：WW＝120～150，WL＝35～40左右。

骨窗：WW＝1000～2000，WL＝200～250左右。

在内听道层面需用骨窗观察，照相时用骨窗和软组织窗照两份胶片。

对临床怀疑微小听神经瘤或桥小脑角占位病变，且对碘过敏患者可做小剂量气脑造影，方法如下：

患者侧卧，头患侧朝上。经腰4～5间隙作腰穿。注入5～10mL滤过空气或氧气。将头患侧抬高，鼻尖向对侧倾斜45°,当患者患侧的眶后、耳后或颞部有胀痛感时，则表明气体已抵达小脑桥脑角池、立即扫描。如果怀疑双侧均有病变，则需检查一侧完毕后，用相同方法转动头的位置，使气体尽量集聚在另一侧的桥小脑角池及内听道。

位置：先扫正位定位片，扫描基线从内听道下缘向头侧扫4～5层即可。

层厚：3mm，层距3mm。

为了观察该部位的解剖细节，必须做图像放大。造影后有不同程度的头痛症状，患者需卧床休息1～2天。

4.颈静脉孔、颞颌关节扫描

位置：摆位同颅脑横断位，以听眶下线为基线向下扫。

层厚：3mm，层距：3mm。

窗技术：WW＝1000～2000，WL＝150～200左右。

对疑有颈静脉球瘤患者平扫后，应行增强扫描。

必要时如行冠状位扫描位置同前所述。扫描基线从外耳孔向后扫观察颈静脉孔，从外耳孔向前扫观察颞颌关节。

5.眼眶扫描

位置:横断轴位同颅脑摆法。以听眶下线为基线向上扫至眶上嵴。扫描时嘱患者两眼球向前凝视不动。

层厚:3～5mm,层距:3～5mm。

窗技术:WW＝300～400,WL＝30～40左右。

必要时行冠状位扫描,位置同前所述。扫描基线自外耳孔向前4cm处向前作连续扫描。或做头侧位定位相设定扫描区域。扫描时嘱患者两眼球向前凝视不动。对眼异物外伤患者,必须做冠状扫描以进一步明确诊断。

眼眶扫描一般平扫,必要时行增强扫描。方法与颅脑增强方法同。

6.耳扫描

位置:横断轴位同颅脑摆位。以听眦线为基线向上逐层扫至内听道。

层厚:1.5～2mm,层距:1.5～2mm。

窗技术:WW＝3000～3500,WL＝200～300左右。

必要时如行冠状位扫描,位置同前所述。扫描基线从外耳孔前缘向后逐层扫描。

由于耳部结构既细微又复杂,所以扫描后将图像做一侧侧(各单侧)图像放大处理后再照相。

7.鼻与鼻窦扫描

位置:横断轴位同颅脑摆位。下颌上抬以听鼻线为基线向上逐层扫描。

层厚:5mm,层距:5mm。

窗技术:WW＝350～400,WL＝30～40左右。

鼻窦包括额窦、筛窦、蝶窦和上颌窦,扫描范围视临床需要而定。

必要时行冠状位扫描,位置同前摆位所述。扫描基线从颧骨弓向后逐层扫描。

一般不需做增强,如了解病变血运情况可做增强扫描。方法同颅脑检查。

欲观察骨质破坏,需层厚减薄、骨窗观察。

8.鼻咽部扫描

位置:横断轴位同颅脑摆位。以听鼻线为基线向下扫至口咽部。

层厚:5mm,层距:5mm。

窗技术:WW＝300～350,WL＝35～45左右。

一般不做增强。

对鼻咽癌患者,除对鼻咽部扫描外,需加扫颅底,观察颅底尤其是圆孔、卵圆孔、棘孔等有无骨质破坏。

颅底扫描位置与颅脑相同,以听眦线为基线向下扫2～3层。

层厚:3mm,层距3mm。

窗技术:WW＝2000～3000,WL＝200～300左右。

9.喉部扫描

位置:患者仰卧,头放平,颈部过伸。使喉部尽量与台面平行,听口线与扫描基线平行。先做侧位定位相,从颈4向下扫。或直接对准喉结扫描。一般在平静呼吸状态下,不咽口水扫描,为检查杓会厌裂及梨状窝,可嘱患者发字母"E"音扫描。

层厚:5mm,层距5mm。

扫至声门区,层厚减薄至2mm,层距2mm连续扫至环状软骨层。

窗技术:WW=350～400,WL=30～40左右。

10.甲状腺扫描

位置:横断轴位扫描,患者仰卧,头放平摆正,作侧位定位相,扫描基线从颈5向下扫完甲状腺为止。

层厚:5mm,层距:5mm。

窗技术:WW=350～400,WL=45～60左右。

甲状腺扫描一般不做增强。

扫描时两肩尽量向下用力,减少肩部伪影所造成的图像质量不好。尽量采用高参数扫描提高图像质量。图像要做局部放大。

二、胸部扫描技术

(一)支气管和肺

1.适应证

(1)肺部良、恶性肿瘤和肿瘤样病变。

(2)肺部急、慢性炎症和肺水肿。

(3)肺部弥散性病变。

(4)气道病变,尤其小气道病变。

(5)肺血管性病变。

(6)胸部职业病。

(7)胸膜病变。

(8)纵隔肿瘤和大血管病变。

(9)胸部外伤。

(10)胸部手术后疗效评价。

(11)胸段食管肿瘤,乳腺良、恶性肿瘤,气管和支气管内异物。

2.检查前准备

(1)呼吸准备:常规为平静呼吸(潮气呼吸)之吸气末屏气进行扫描,这样可使肺的通气量较大、充气多、肺扩张好、对比度大;但也常建议深吸气末屏气扫描,肺充气更多、对比度更大。而且,对于要求单次较长时间屏气的动态扫描、螺旋扫描等,深吸气末屏气比较容易做到。深呼气末扫描的目的在于与同层面深吸气末扫描对比,以比较两种状态下肺实质及支气管的变化等。不能屏气者,尽量均匀呼吸。特殊受检者在扫描前给予正压通气和鼻导管给氧可延长屏气时间。

(2)增强准备:首先,根据病情和已有的检查结果确定是否需要增强检查;然后,根据有无腔静脉阻塞、病变位置以及检查目的等确定造影注入通道(经上肢还是下肢,经左侧还是右侧);最后,综合受检者情况(包括全身循环情况)确定造影方案。

3.检查技术

(1)检查体位:一般取仰卧位,双手上举越过头顶。如果双手上举有困难,即使上举一手也要好于双手垂置。肺后部病变有时需要俯卧位扫描,但必须与仰卧位扫描做对比。

(2)定位:正位像(图1-3-1),确定扫描范围和层次。

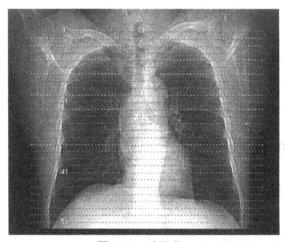

图 1-3-1　定位像

(3)扫描范围:自胸廓入口到肺下界。

(4)扫描方向:常规从脚向头方向扫描,可以减少受检者屏气困难造成的呼吸伪影影响。增强检查时,从脚向头方向扫描还可以减轻上腔静脉对比剂伪影。

(5)扫描方式:仰卧位横断面扫描,现多用螺旋扫描,特殊情况下行步进式扫描。

(6)扫描参数

①单排:层厚和间距相同,一般为5~7mm;成像视野(FOV)包括至皮下组织,常规32~40cm;常规电压(120kV)和曝射剂量,尽可能短时间曝射。

②多排:层厚和间距一般为5mm,但准直一般较小,16层MDCT为(1~1.25)mm×16,单次一圈涵盖20mm;64层MDCT为(0.5~0.65)mm×64,单次一圈涵盖40mm。一般自动重建出两套图像资料,层厚分别为1.0~1.25mm和3~5mm。

(7)增强扫描:使用高压注射器,经四肢浅静脉注射碘对比剂450mg/kg,速率2~4mL/s;对比剂注射开始后25~30秒扫描动脉期,延时至60秒左右扫描实质期。扫描程序、参数和平扫相同。部分疑难病例根据情况在3~5分钟时增加延迟扫描。

(8)图像显示:如图1-3-2所示。

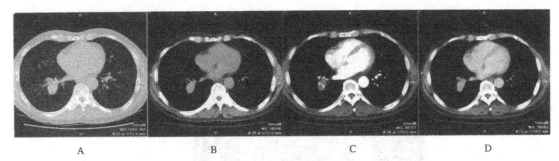

图 1-3-2　常规胸部扫描

A.胸部平扫肺窗;B.胸部纵隔窗;C.胸部增强血管期;D.胸部实质期

4.摄片方法

采用两个视窗照片,肺窗(窗宽 1000～1500HU,中心－400～－600HU)使用肺算法重建,纵隔窗(350HU,35～70HU)采用标准算法重建,增强后窗中心较增强前提高 20HU 或更多。要求测量病变在平扫与增强扫描时各自的 CT 值,测量区域平扫与增强尽可能对应。

(二)循环系统 CT 检查

1.适应证

(1)主动脉瘤(真性、假性)。

(2)主动脉夹层及其他病变。

(3)主动脉弓及其分支畸形。

(4)大动脉炎。

(5)先心病侧支循环。

(6)静脉性病变,如狭窄、闭塞、血栓、压迫等。

(7)异常血压病因检查,纵隔肿瘤鉴别诊断等。

2.检查前准备

(1)确定"检查目标-技术-显示"总体方案:循环系统各解剖结构差异很大,成像方式也各不相同,不同的解剖结构和不同的显示目的需要使用不同的扫描技术和显示技术。如扫描心脏,范围应从主动脉根部至心尖,不同排数的螺旋 CT 所需扫描"圈数"不同,256 排 CT,X 线管旋转一周即可,对于 64 排 CT,则需旋转 4 周(图 1-3-3)。如脑动脉和肾动脉要求尽可能薄层,脑动脉成像对扫描时间要求最高,尽可能排除静脉的污染,而门脉成像要求有足够剂量的对比剂;下肢静脉栓塞的检查则与众不同,看的是对比剂的滞留,因此要求较晚的延迟扫描。

(2)造影准备:根据有无腔静脉阻塞、病变位置以及检查目的等确定造影通道(是单纯动脉造影还是动静脉双期造影,是直接静脉造影还是间接静脉造影),结合受检者综合情况(包括全身循环情况)确定总体造影方案。

3.检查技术

(1)体位:平仰卧位,上肢或上举,或平置体侧,或其他特殊体位。

(2)定位:在常规平扫基础上确定扫描范围,或直接从正位或正侧位定位片上确定。

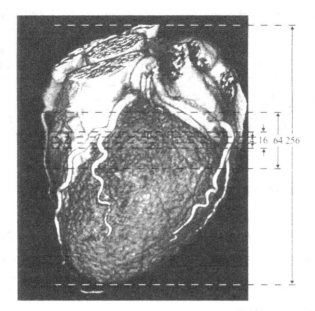

图 1-3-3　多排 CT-次扫描覆盖范围

（3）扫描范围：依据临床确定，小至一个局部范围，大至身体全长。

（4）扫描方式：仰卧位横断面螺旋扫描。

（5）扫描参数

①单排：层厚 2～5mm；间距常为层厚的一半，成像视野（FOV）包括至皮下组织，常规为 30～40cm；常规电压（120kV）和曝射剂量，尽可能短时间曝射。

②多排：层厚≤2mm（大范围时可以用 2mm 层厚，小范围则需要 1mm 或更小），间距≤层厚；其余参数基本同单排，可以回顾性薄层重建。

（6）增强扫描：使用高压注射器，经四肢浅静脉注射碘对比剂 60～150mL，速率 3～5mL/s。一般在对比剂开始注射后 20 秒开始扫描，或者使用智能造影跟踪触发技术；腔静脉成像可以在注射后 40～60 秒开始扫描，下肢深静脉血栓检查在注射后 2～3 分钟扫描。一般扫描方向为头→足向，心脏以上身体部分检查时可采用足→头向（图 1-3-4）。

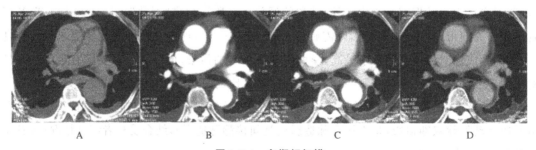

图 1-3-4　多期相扫描

A.横断面平扫；B.血管早期；C.血管晚期；D.实质期

（7）后处理：对原始数据进行回顾性重建，采用最小层厚、重叠重建技术，标准算法或低通滤过重建，然后传入图形图像处理工作站；采用电影显示技术确定病变数量和位置，并采用

MPR、MIP 及 VR 等技术充分显示病变(图 1-3-5)。

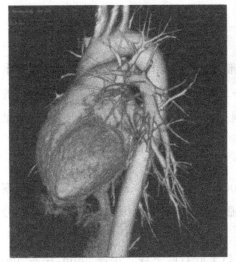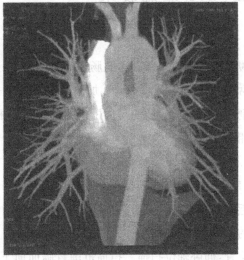

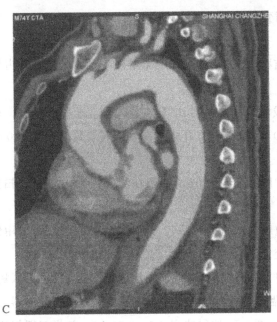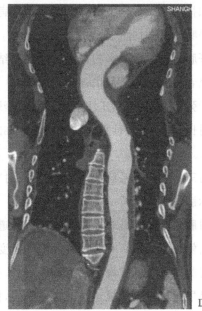

图 1-3-5 主动脉 CTA

4.摄片方法

(1)横断面图像以增强图像为主,平扫图像根据情况少量配置。

(2)三维图像包括 VR、MIP 和 MPR/CPR,以 VR 为全景观察图像,显示全部节段的目标血管,MIP 为辅助观察图像,MPR/CPR 为管腔分析图像。

(3)三维正交 MPR 为血管测量标准图像,以智能血管分析图像结合手工分析图像为标准。

三、体部扫描技术

（一）腹部扫描

腹部扫描除前面所叙述的肠道准备之外，一般还应在扫描前口服"碘水造影剂"，碘水造影剂通常用 60％泛影葡胺 20mL 加温开水至 800～1000mL 配制而成。口服碘水造影剂的目的是鉴别充盈造影剂的肠曲与周围组织的关系。根据检查部位不同，在服用的时间和剂量上也各不相同。

1.肝胆、脾扫描

口服造影剂：扫描前即刻口服碘水造影剂 500mL 或饮水 500mL 立即扫描。对观察肝门区附近的肿块的患者应于扫描前 20～40 分钟口服 500mL 碘水造影剂，再于扫描前 5 分钟服剩余的 300mL 立即扫描。

位置：仰卧轴位扫描。扫描范围自膈面向下扫至肝右叶下缘。层厚 5mm，层距 5mm，肾上腺扫描层厚减薄至 2mm，以充分显示病变。

呼吸：扫描时呼气后憋住气。

肝脏检查一般先平扫，对肝囊肿、胆结石、脂肪肝等患者不需增强。对临床怀疑肝占位性病变患者应在平扫后行增强扫描。

增强扫描：使用高压注射器，经四肢浅静脉注射碘对比剂 50～80mL，速率 3～5mL/s，注射碘对比剂 25～30 秒扫描动脉期，55～60 秒扫静脉期，肝脏病变一般需要延迟扫描 120 秒～180 秒。

对需观察胆道系统病变，可静脉注射"胆影葡胺"20mL，一般在注药后 40～60 分钟扫描胆道显示满意。

对肝左叶及肝脏表面的肿瘤常因肠道胀气或胃内容物较多而影响病变的显示，采用俯卧位或右侧卧位扫描有利于观察肝左叶病变。

对临床怀疑肝脏海绵状血管瘤患者，扫描方法有特殊性。先常规平扫发现低密度区病变，将扫描层面放在病变显示最大径的一层，做静脉注射增强。增强扫描时采用高压注射器，静脉团注碘对比剂 300～370mgI/mL，总量 50～70mL，注射速率 2.5～3.5mL/s，常规三期扫描，动脉期、门脉期及延迟期，如病灶较大没有完全填充时，可继续延迟扫描。直至病变区完全充盈与肝组织等密度或恢复至平扫时所见。遇到低密度病变区范围较大时，必须等待病变充盈，做延迟扫描。

在显示肝血管瘤的特征性的 CT 扫描中，要求做到"两快一长"，两快是注射快、扫描快，一长是延迟扫描要等足够长的时间，至少半小时。

观察肝脏时一定要变换不同的窗宽、窗位。对密度差较小的病变更要把窗宽放窄观察。

对脂肪肝、多发性肝囊肿病变，窗宽窗位为：WW＝200～250 WL＝30～35 左右

一般情况下肝的观察窗宽窗位为：WW＝150～200，WL＝45～60 左右。

2.胰腺扫描

扫描前半小时口服碘水造影剂500mL,检查前5分钟再服300mL,使胃、十二指肠及小肠充盈。

位置:仰卧轴位扫描。扫描范围自肝门向下扫至肾门水平,钩突出现为止。层厚5～6mm,层距5～6mm,必要时减薄扫描。

呼吸:呼气后憋住气扫描。

对胰头部观察不满意者可取右侧卧位扫描,这不仅使十二指肠襻得到充盈,还可使邻近的肠管与胰腺体尾部分开。

为了抑制肠蠕动,减少伪影。必要时可肌内注射654-2 10～20mg,但对青光眼、前列腺肥大患者慎用。

胰腺扫描常规平扫。对诊断困难或消瘦患者胰腺周围缺少脂肪衬托,可行增强扫描。静脉团注碘对比剂50～80mL,速率3～5mL/s,胰腺采用双期增强,动脉期延迟35～40秒,静脉期延迟65～70秒。行快速连续扫描。能清楚地显示毗邻血管,对确定有无胆管扩张也有帮助。

窗技术:WW＝250～350 WL＝35～50左右。对缺少脂肪衬托的患者窗宽调窄,以利对比。

WW＝150～200 WL＝35～50左右

3.肾扫描

扫描前半小时口服碘水造影剂500mL。

位置:仰卧轴位扫描。扫描范围可从定位相的胸$_{11}$下缘起始向下逐层扫到肾下极为止。或以剑突向下2cm处起始向下逐层扫描。遇有一侧性肾缺如患者,必须扩大扫描范围。以除外异位肾之可能。层厚10mm,层距10mm,必要时病变减薄5mm扫几层。

呼吸:呼气后憋住气扫描。

可疑肾结石患者平扫。并于扫描前3天禁服含钙或含金属药物。

对肾占位性病变应行增强扫描。团注碘对比剂40～60mL经静脉快速注入后做连续快速扫描。对观察肾实质区病变,注入造影剂后扫描速度要快。而观察肾盂占位病变时,扫描要慢,待造影剂进入肾盂内再扫描。

窗技术:肾脏的观察视病变不同而定,对多发性肾囊肿患者。

WW＝200～300 WL＝25～35左右

对缺少脂肪衬托的患者

WW＝150～200 WL＝35～40左右

4.肾上腺扫描

扫描前半小时口服碘水剂500mL。

位置:仰卧轴位扫描,扫描范围可从定位相的胸$_{11}$下缘起始上下逐层扫至肾门。或以剑突向下2cm处起始逐层扫描至肾门水平。以免遗漏低位肾上腺肿物。层厚3～4mm、层距3～

4mm,病变范围大时可加大层厚和层距。

呼吸:呼气后憋住气扫描。

肾上腺检查一般平扫,必要时才行增强扫。

对临床高度怀疑肾上腺嗜铬细胞瘤,而肾上腺区又无异常发现时,扫描范围应扩大,包括纵隔、腹部及盆腔。

这观察病变清楚,扫描时将肾上腺局部图像放大。

窗技术:WW=250~350左右,窗位因人而异,具有丰富的脂肪衬托患者 WL=0~20左右,而对消瘦患者窗位 WL=30~45左右。

5.腹膜后间隙扫描

扫描前2小时口服碘水造影剂500mL,检查1小时再服300mL,扫描即刻再服200mL。

位置:仰卧轴位扫描。扫描范围自肝上缘向下扫至耻骨联合水平。层厚10~12mm,层距10~12mm。

呼吸:呼气后憋住气扫描。

口服造影剂必须按时、按量服好,使各段肠腔充盈良好。通常用于观察腹部淋巴结病变,寻找转移性癌或原发性肿瘤,血肿等。

一般不需增强扫描。如病情需要可静脉注射碘对比剂50~80mL,行兴趣区连续扫描。

窗技术:WW=300~400,WL=20~40左右。

(二)盆腔、膀胱、前列腺扫描

1.女性盆腔扫描

扫描前4小时口服碘水造影剂500mL,2小时后再服500mL。检查时患者憋尿,使膀胱充盈小便。

位置:仰卧轴位扫描。扫描范围自耻骨联合向上扫至髂骨嵴。层厚10mm,层距10mm,必要时减薄扫描。

呼吸:平静呼吸或憋住气扫描。

对已婚女性扫描前须经阴道置入阴道 OB 栓或纱布填塞物,以便显示阴道和宫颈部位。

如诊断困难可做清洁洗肠,然后用碘水造影剂做保留灌肠,使乙状结肠、直肠显影。

为了区别输尿管与肿物或淋巴结,必要时可注射60%泛影葡胺20~80mL增强对比,便于鉴别。

窗技术:WW=250~400,WL=25~40。

2.膀胱、前列腺扫描

扫描前半小时大量喝水,使膀胱充盈。待膀胱胀满时进行扫描。

位置:仰卧轴位扫描。扫描范围自耻骨联合向上扫至膀胱顶部。层厚5~10mm,层距5~10mm。

呼吸:平静呼吸扫描。

若病变显示不清楚,可采取导出尿液注入空气或碘水造影剂,以利区别膀胱与直肠、乙状结肠的关系。

对检查隐睾及怀疑前列腺病变患者应行层面与层距减薄扫描。

窗技术：WW＝250～400，WL＝25～40左右。

（三）脊椎、脊髓扫描

1.脊椎扫描

位置：患者仰卧轴位扫描，扫描起始线视不同的部位，不同的病变范围采用不同的起始位置。先做侧位定位相。确定扫描范围和切面角度。

为了减少脊柱正常曲线形成的前凸，颈段采取颈屈曲位，腰段采取双膝屈曲位。

层厚和层距，视不同部位不同病变而定。因颈、胸椎间盘很薄，一般用1.5～2mm的层厚和层距扫描，而对腰间盘用3～4.5mm的层厚和层距扫描。腰椎间盘扫描一般先扫腰$_{4～5}$间隙和腰$_5$～骶$_1$间隙，根据需要再加扫腰$_{3～4}$间隙。一般每个间隙扫3～5层。扫描平面需和椎间隙平行。中间的一层面必须穿过整个椎间隙，不要包括椎体前后缘。

对需测量椎管内径的，应在感兴趣区内每个脊椎椎板上部水平扫一层，并与椎体上缘平行。层厚5mm，层距5mm。

为查明一般脊椎病变如肿瘤、结核、外伤等，用层厚10mm、层距10mm扫描。

脊椎检查一般平扫，如诊断需要可静脉注射60％泛影葡胺100mL，行兴趣区快速连续扫描。

呼吸：颈椎扫描时不咽口水，憋住气。胸腰椎扫描可平静呼吸状态或憋住气均可。

如需做冠状、矢状图像重建时，务必在轴位扫描时，将感兴趣区层面的放大野、观察野、机架倾斜角度、层厚、层距等参数固定一致，重建的图像才不失真。

图像要局部放大。照相时须将标有各层面在定位片上的水平位置的定位相照在胶片上。

窗技术：为了显示骨结构或软组织，需用不同的窗宽、窗位照两套片。

骨窗：WW＝1000～4000，WL＝200～400。

软组织窗：WW＝300～500，WL＝30～50左右。

椎间盘：WW＝300～500，WL＝50～80左右。

2.脊髓扫描

为了检查椎管内肿瘤、脊髓病变或脊髓损伤、受压等情况，应行脊髓造影后CT扫描。脊髓造影剂是一种粘稠度低、非离子型水溶性造影剂。不良反应小。常用的有Amnipaque，现在应用更多的有Omnipaque、Isovist等。其造影方法是取腰$_{4～5}$正中或颈$_{1～2}$外方穿刺，将造影剂从蛛网膜下隙注入。造影剂可以稀释为不同的浓度。从170mgI/mL～300mgI/mL，4～15mL。颈段一般注入5～7mL，胸腰段注入8～15mL，注入后1小时CT扫描。也可在神经外科脊髓造影后行CT脊髓扫描。因为脊髓造影用量比CT大一倍，待检查后造影剂浓度吸收、稀释，基本达到CT扫描所要求的浓度。根据诊断需要，必要时还可做延迟扫描。

位置：仰卧轴位扫描。先做侧位定位相，从定位相上确定扫描范围和机架倾斜角度。扫描平面尽可能与椎管平面平行，垂直于脊髓中轴，层厚5mm，层距5mm。扫描范围从枕骨大孔向下扫至下胸椎。为了扩大扫描范围,可采取加大扫描层距。一般颈段层距 5～10mm、胸段层距 20mm,下胸段层距 25～50mm。加大层距扫描既要考虑满足临床诊断要求,又不致使患者接受过多的 X 线剂量。

图像要局部放大。

窗技术:$WW=1400～2000,WL=150～200$。

第二章　临床常见疾病 X 线诊断

第一节　肺部疾病

一、肺发育异常

本病男性多于女性、左侧多于右侧（左∶右约 11∶1），单侧肺受累患者多无症状或仅有胸闷、气短。听诊患者呼吸音减弱或消失，若健侧肺疝入患侧时则可听到呼吸音。

（一）检查方法

胸部正位片、侧位片。

（二）X 线征象

（1）一侧肺不发育及发育不良的患侧胸部密度增高，主要在中、下部。有时上部由于对侧肺脏疝入而有透亮含气阴影。纵隔向患侧移位，患侧膈升高。健侧肺纹理增强。

（2）一侧肺发育不全的患侧全部或部分肺野密度增高，纵隔向患侧移位。肺叶发育不全的肺叶体积缩小，密度增高。

（3）一侧肺发育不全的患者患侧肺动脉分支细小，数量减少。对侧肺动脉分支粗大。

（三）报告范例

右侧胸廓塌陷，右肺野密度增高，体积减小，纵隔向右侧移位。左侧肺纹理增多。心影显示不清。左侧膈肌光滑，肋膈角锐利（图 2-1-1）。

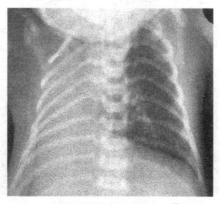

图 2-1-1　右肺发育不全

（四）特别提示

1.一侧肺发生异常一般分为 3 型

一是肺不发育,患侧支气管、肺和血液供应完全缺如;二是肺发育不良,患侧仅有一小段支气管盲管,无肺组织和血液供应;三是肺发育不全,患侧主支气管形成,但比正常细小,肺组织发育不完全,为原始结缔组织结构或有支气管囊肿。本病可合并其他畸形,如动脉导管未闭、法洛四联症,大动脉转位、先天性膈疝及骨骼畸形等。

2.先天性一侧肺不发育多见于小儿

X 线平片表现需与肺炎引起的肺不张鉴别。

二、肺隔离症

（一）肺叶内型肺隔离症

多见于成人,患者可无临床症状,在健康检查时偶然发现;或因合并感染形成肺部急性炎症时发现,可伴有发热、咳浓痰,有时可有咯血。

1.检查方法

胸部正位片、侧位片。

2.X 线征象

（1）隔离肺为圆形或椭圆形致密阴影,边缘光滑、清楚,密度均匀。多数病变阴影下缘与膈相连。

（2）当病变与支气管相通时,囊内液体排出,有气体进入,形成单发或多发囊腔阴影,壁薄,有液平面。

3.报告范例

左肺下野可见多发囊腔阴影,壁薄,有液平面。胸廓对称,纵隔略向右侧移位,气管居中,心影大小、形态、位置正常。左侧膈面及肋膈角显示不清。右侧膈肌光滑,肋膈角锐利(图 2-1-2)。

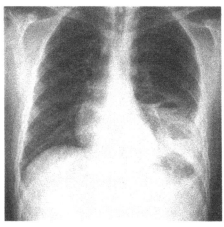

图 2-1-2 左肺下叶肺隔离症

4.特别提示

(1)肺叶内型肺隔离症的供血动脉来自主动脉或其分支,以胸主动脉多见,少数为腹主动脉或其分支。静脉回流多数患者通过肺静脉系统,引起左向右的分流。

(2)约 2/3 的患者隔离肺位于脊柱旁沟,多位于左肺下叶后基底段,少数为右肺下叶后基底段。

(3)X 线检查发现下叶后基底段尤其是左肺下叶后基底段实性或囊性阴影,患者年龄轻、无症状或有肺炎反复发作应考虑到肺隔离症的可能。CT 增强扫描发现供血血管可确诊。

(二)肺叶外型肺隔离症

少见,多无临床症状。

1.检查方法

胸部正位片、侧位片。

2.X 线征象

X 线可见左肺下叶后基底段密度均匀的软组织阴影。位于膈下的病变为脊柱旁的肿块影。

3.报告范例

胸部正位像可见左肺下野密度均匀的软组织肿块影,肿块圆隆样向肺野内延伸,边缘光滑,病变与左侧膈肌分界不清(图 2-1-3)。

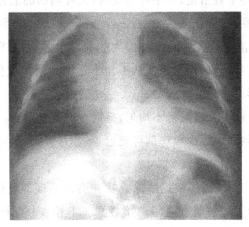

图 2-1-3 肺叶外型肺隔离症

4.特别提示

(1)肺叶外型肺隔离症与正常肺不在同一个脏层胸膜内,约 90% 病变位于左肺下叶后基底段位置,也可位于膈下或纵隔内。CT 增强扫描可显示其供血动脉及静脉回流情况。

(2)肺隔离症表现为软组织阴影应和肺肿瘤鉴别,鉴别诊断的关键是进行 CT 增强扫描、CT 血管造影(CTA)及数字减影血管造影(DSA)等检查显示异常供应血管。

三、大叶性肺炎

大叶性肺炎的病原菌多为肺炎双球菌,其病理改变可分4期:①充血期:肺泡壁毛细血管扩张、充血、肺泡腔内浆液渗出。②红色肝样变期:肺泡腔内有大量纤维蛋白及红细胞渗出物,使肺组织实变,剖面呈红色肝样。③灰色肝样变期:肺泡腔内红细胞减少,代之以大量白细胞,实变肺叶剖面呈灰色肝样。④消散期:肺泡腔内炎性渗出物被吸收,肺泡腔重新充气。

大叶性肺炎多发生于青壮年,常见临床症状起病急,突然高烧、寒战、胸痛、咳嗽、咯铁锈色痰。白细胞总数及中性粒白细胞明显增高。

(一)影像学表现

大叶性肺炎的影像表现与其病理变化分期有关,一般说来,X线征象的出现较临床症状出现为晚。

1.普通X线检查

(1)充血期:X线检查可无异常发现,也可只表现病变区肺纹理增强,透明度减低或呈边缘模糊的云雾状阴影。

(2)肝样变期:肺实变呈大叶性或占据大叶大部分的密度增高均匀一致阴影,有时在大叶阴影内可见含气支气管影像,不同部位大叶阴影形状不同。在胸部正位片上表现为右上叶大叶实变时,大叶阴影的下界平直清楚;右中叶实变时,大叶阴影的上界平直清楚,阴影密度自上而下逐渐减低,右心缘模糊,右心膈角清楚;右下叶实变时,大叶阴影上界模糊,阴影密度从上至下逐渐增高,右心膈角消失;左上叶实变时,大叶阴影上界模糊,阴影密度从上至下逐渐减低;左下叶实变时,阴影上界模糊,阴影密度从上至下逐渐增高。在胸部侧位片上各叶大叶肺炎阴影形态与肺叶解剖形态一致。

(3)消散期:表现大叶阴影密度减低不均匀,呈散在斑片状阴影。病变多在2周内吸收,临床症状减轻常较病变阴影吸收早,少数病例可延迟1～2月吸收,偶可机化演变为机化性肺炎。

2.CT检查

通常急性肺炎不需要CT检查,根据临床症状和胸片表现即可做出诊断。但表现比较特殊的肺部慢性炎症有时为了与肿瘤鉴别,需要作胸部CT检查。急性肺炎早期,病变显示为肺叶内的磨玻璃或稍高密度阴影,病变内部密度不均,边缘模糊。病变发展,CT表现为肺叶内全部或大部分实变,病灶密度可均匀或不均匀,部分病灶内可见含气支气管气像,增强后病灶内可见结构完整的肺血管影像(图2-1-4,图2-1-5)。

治疗后,由于炎症的吸收,病变范围较实变期小,密度减低,病灶内部密度更不均匀,形成大小不等的斑片状病灶。绝大部分病例短期内病变可完全吸收,少数病例吸收缓慢,甚至形成慢性炎症。

(二)诊断与鉴别诊断

大叶性肺炎根据病史、临床症状、实验室检查及影像表现多能做出正确诊断。大叶性肺炎肝变期从阴影形态上需与肺结核、中央型肺癌引起的肺不张及肺炎型肺癌鉴别。表现为大叶阴影的肺炎除大叶性肺炎外,还有其他病原菌引起的肺炎,如克雷白杆菌肺炎等,但其确诊有赖于细菌学检查鉴别。大叶性肺炎消散期表现应注意与浸润型肺结核鉴别。

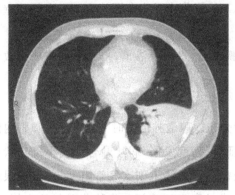

图 2-1-4　**左下叶大叶性肺炎**

左下叶大叶性实变影,其内可见支气管气像

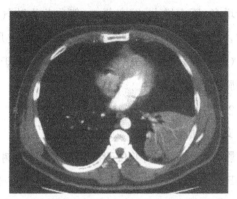

图 2-1-5　**左下叶大叶性肺炎**

增强扫描病变内部肺血管走行正常

四、支气管肺炎

支气管肺炎又称为小叶性肺炎,常见的致病菌有葡萄球菌、肺炎双球菌及链球菌等。病原菌从上呼吸道进入,先引起支气管炎,以终末细支气管病理变化较重,病理表现为支气管黏膜发生充血、水肿及浆液性渗出,渗出液中以中性多形核白细胞为主。进而纵向蔓延,累及呼吸性细支气管及肺泡。炎症也可沿终末细支气管横向蔓延,并引起支气管周围炎及肺泡周围炎,通过孔氏孔与兰勃孔向邻近肺泡蔓延累及小叶,在较短时间内可由少许小叶肺泡炎演变为毗邻众多小叶肺泡炎。终末细支气管炎可引起阻塞性肺气肿或小叶肺不张。

支气管肺炎多见于婴幼儿、老年人、极度衰弱的患者或手术后并发症。临床上以发热为主要症状,可有咳嗽、呼吸困难、发绀及胸痛。极度衰弱的老年患者,因机体反应力低,体温可不升高,白细胞总数也可不增多。

(一)影像学表现

1.普通 X 线检查

(1)肺纹理增强:此征是病原菌引起的支气管炎和支气管周围炎表现,X 线片表现为肺纹理增强,边缘模糊。

(2)斑片状阴影:边缘模糊的直径 6～8mm 的结节状阴影称为腺泡肺泡炎,10～25mm 边缘模糊阴影称为小叶肺泡炎,而较大斑片状密度不均匀、边缘模糊阴影为多数小叶肺泡炎相互重叠影像。病灶多位于两肺下野内带,肺叶后部病变较前部多,沿支气管分布。支气管肺炎病灶可在 2～3 天内由散在斑片状阴影演变为融合大片状密度不均匀阴影,经抗感染治疗后病灶可在 1～2 周内吸收。从影像上不能区分小叶肺炎病灶和小叶肺不张病灶。

(3)肺气肿:由于终末细支气管黏膜充血、水肿、炎性渗出,可引起阻塞性肺气肿。表现为两肺野透亮度增高,胸廓扩大,肋间隙增宽及横膈低平。

(4)空洞:以金黄色葡萄球菌及链球菌引起的支气管肺炎较多见。肺炎液化坏死形成空洞时,在斑片状阴影区内可见环形透亮区,若引流支气管因炎症形成活瓣时,由于空洞内含气量逐渐增多,压力增大,壁变薄,一般称此为肺气囊,X线影像表现为壁厚约为1毫米的薄壁圆形空腔,肺炎吸收后可短时间消失,也可残留数月。

(5)胸膜病变:肺炎病灶累及胸膜时,由于胸膜充血、水肿及渗出,X线片可表现为数量不等的胸腔积液征象。

2.CT 检查

支气管肺炎分布为多肺叶、多肺段,沿支气管分布。腺泡肺泡炎时CT表现为肺野内的小结节影,边缘模糊,病变位于肺野外带时呈"树芽征"。病变发展,病灶融合形成小斑片状或较大的斑片状影像,边缘不清,两下肺明显。由于炎症导致的终末细支气管阻塞,导致局限性肺气肿,与正常肺含气区域形成明显的密度对比,形成马赛克征。部分化脓菌引起的病例,在病灶内可出现大小不等的小空洞,其边缘模糊。也有的病例可出现胸腔积液。

(二)诊断与鉴别诊断

细菌、病毒及真菌等均可引起支气管肺炎,它们的影像表现类似,有时影像与浸润型肺结核、肺结核支气管播散易混淆,仅根据支气管肺炎的影像表现,判断支气管肺炎的病原性质比较困难,需结合临床病史、实验室及病原学检查才能确诊。

五、克雷白杆菌肺炎

克雷白杆菌肺炎多见于老年、营养不良及全身衰弱的患者,经呼吸道感染。肺部病变为大叶或小叶融合的渗出性炎症,渗出液黏稠,可引起肺组织液化坏死形成脓肿,侵犯胸膜发生脓胸。临床上起病急,发热、咳嗽、痰量多,为黄绿色脓性痰,黏稠带血或血痰。

(一)影像学表现

病变可发生于任何肺叶。影像表现为大叶阴影,密度均匀或有透明区,病变肺叶体积增大,叶间胸膜移位。也可表现为两肺下野或中下野斑片状及斑片融合阴影,病灶密度不均匀,边缘模糊,可合并胸腔积液。

(二)诊断与鉴别诊断

克雷白杆菌肺炎的影像表现与其他大叶肺炎影像表现相同,仅根据影像鉴别诊断困难,确诊有赖于细菌学检查。

六、病毒性肺炎

腺病毒、合胞病毒、流感病毒、麻疹病毒及巨细胞病毒均为病毒性肺炎较常见的致病病毒。病毒通过上呼吸道吸入,经各级支气管进入肺泡内引起支气管炎和支气管肺炎。病毒性肺炎在肺内蔓延方式与细菌性支气管肺炎相同。病变区的细支气管周围、小叶间隔及肺泡壁可见以单核细胞为主的炎性细胞浸润。肺泡腔内无明显炎性渗出物或仅有少量浆液渗出。细支气管及肺泡上皮增生肿胀，并形成多核巨细胞，其中可见病毒包涵体。严重的病毒性肺炎可见气管、支气管、肺泡上皮细胞广泛坏死、脱落。

在病毒性肺炎中除流感性感冒病毒性肺炎之外，其余均常见于小儿。腺病毒性肺炎常见于婴幼儿；合胞病毒性肺炎好发生在 3～5 岁之间；巨细胞病毒性肺炎可并发于系统性疾病及肝炎，也可见于器官移植患者；麻疹病毒性肺炎与麻疹伴发；流感性感冒病毒性肺炎经常为流行性，多见于成人。

（一）影像学表现

1.普通 X 线检查

（1）肺纹理增强：肺纹理增强为支气管炎及支气管周围炎的表现，病毒性肺炎比细菌性肺炎表现明显，尤以腺病毒性肺炎最明显。

（2）小结节阴影：此种表现的病理基础是肺泡炎或细支气管周围炎。这种表现可见于腺病毒、合胞病毒、巨细胞病毒及麻疹病毒引起的肺炎。病灶多分布在两肺下野中内带，病灶大小为 6～8mm 或更小，病灶边缘模糊。

（3）斑片状阴影：为小叶肺泡炎表现，多数病灶重叠则可表现为密度不均匀斑片状模糊阴影（图 2-1-6），多分布于两肺中下野中内带。呈斑片状阴影的病毒性肺炎可见于腺病毒性肺炎、合胞病毒性肺炎、麻疹病毒性肺炎、巨细胞病毒性肺炎及流感性感冒病毒性肺炎。

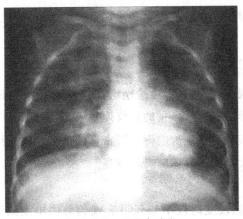

图 2-1-6 腺病毒肺炎
两肺纹理模糊，肺内带散在片状、斑片状阴影

（4）大片状阴影：相邻小叶肺泡炎可融合成大片状阴影。病变可占据一个次肺段、肺段甚至一个大叶，严重者可占据一侧肺野，此种表现可见于腺病毒性肺炎、流感性感冒病毒性肺炎。病变多分布于两肺中下野。

（5）肺气肿：胸部影像表现为胸廓扩大，两肺野透过度增高，膈肌低平。病毒性肺炎以腺病毒性肺炎为重。

(6)胸腔积液:病毒性肺炎可伴有胸腔积液。

(7)病毒性肺炎的动态变化:病毒性肺炎病灶多数在 1～2 周内吸收,重者可延长至 4 周。

2.CT 检查

病毒性肺炎早期可见两肺中下野腺泡结节影,病变发展可以融合成斑片状阴影,病灶边缘模糊。病变严重时可以见到肺段甚至肺叶阴影,病灶内部不均匀,常与腺泡结节及斑片状病灶同时存在。部分病例可见肺气肿、胸腔积液征象。

(二)诊断与鉴别诊断

病毒性肺炎从影像上需与细菌性肺炎鉴别。腺病毒性肺炎表现为大叶阴影、大灶阴影与小结节阴影并存。肺纹理增重与肺气肿明显时,提示腺病毒性肺炎的可能性。合胞病毒性肺炎、巨细胞病毒性肺炎可表现两肺中下野多发小结节阴影。病因确诊常需结合流行病史及血清学检查。

七、支原体肺炎

支原体肺炎又称原发性非典型肺炎,大部分为肺炎支原体引起,以间质改变为主。肺炎支原体一般较细菌小,较病毒大,其大小为 $125～150\mu m$。冬春及夏秋之交为疾病多发季节。

支原体肺炎由呼吸道感染,肺炎支原体侵入肺内可引起支气管、细支气管黏膜及其周围间质充血、水肿、多形核白细胞浸润,侵入肺泡时可引起肺泡浆液性渗出性炎症。

小儿及成人均可患病,临床症状轻重不一,轻者一般无临床症状或仅有咳嗽、微热、头痛、胸闷或疲劳感。临床症状重者占少数,重症可有高热,体温可达 39℃～40℃。一般体征较少,白细胞总数可以正常或略增多,血清冷凝集试验在发病后 2～3 周比值较高。

(一)影像学表现

1.普通 X 线检查

(1)病变早期可仅表现肺纹理增多,边缘模糊,仅据此征象不能诊断支原体肺炎。

(2)肺内出现网状阴影,与增多、模糊的肺纹理并存,提示肺间质性肺炎。

(3)肺内出现肺泡炎表现。表现为中下肺野密度较低斑片状或肺段阴影(图 2-1-7)。可以单发也可多发,占据一个大叶的支原体肺炎较少见。

2.CT 检查

当支原体肺炎出现间质改变时,CT 影像可表现为肺内单发或多发的磨玻璃密度影及肺浸润影、小叶间隔增厚,在 HRCT 上显示更清晰。肺内还可出现斑片状、肺段或大叶性实变。

(二)诊断与鉴别诊断

支原体肺炎的影像表现需与细菌性肺炎、病毒性肺炎及过敏性肺炎鉴别。血清冷凝集试验对于支原体肺炎的诊断有价值。支原体肺炎在影像上与浸润型肺结核相似,临床上根据动态变化可与浸润型肺结核鉴别。支原体肺炎一般 1～2 周可以明显吸收或完全吸收,而浸润型肺结核经抗结核治疗,其病灶有明显变小需要 1 个月以上。呈大叶阴影的支原体肺炎与其他病原引起的大叶性肺炎不能鉴别,动态观察病变一般在 1～2 周内吸收,长者可达 4 周左右。

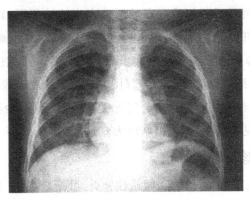

图 2-1-7　支原体肺炎

两下肺纹理模糊,其间散在边缘模糊的小斑片状阴影

八、过敏性肺炎

机体对于某种物质过敏引起的肺部炎症称为过敏性肺炎,又称吕弗留综合征。寄生虫毒素、花粉、真菌孢子、蘑菇、甘蔗、谷物、鸽子粪及某些药物均可为过敏原。但不少患者查不出过敏原,自体免疫的因素亦可掺杂在内。

过敏性肺炎的主要病理变化为渗出性肺泡炎和间质性肺炎,渗出液中可见浆细胞、淋巴细胞及组织细胞,有时可见到成堆的嗜酸性粒细胞。过敏性肺炎反复发作或不吸收,可发展成为肺间质纤维化或肉芽肿。

过敏性肺炎的临床症状差别较大,急性型暴露于抗原物质 4～6 小时后出现咳嗽、发热、寒战、肌肉疼痛,白细胞总数增加,症状可持续 8～12 小时。亚急性型为长期吸收小量抗原发生的过敏性肺炎,其临床表现与慢性支气管炎很相似。慢性型发生肺间质纤维化时可出现气短及肺部感染症状。

(一)影像学表现

1.普通 X 线检查

(1)两肺弥漫分布的 2～3mm 粟粒状阴影,病灶边缘较模糊,两肺中下野病灶较密集,肺尖部可无病灶。脱离过敏原后病灶可于 2～4 周完全吸收。

(2)线、网状及粟粒状阴影:病变多位于两肺下野或中下野,以网线状阴影为主,其间可见少数粟粒大小病灶,并可见肺纹理增强,边缘模糊。

(3)斑片状边缘模糊阴影:多分布于两肺中下野,沿支气管走行分布,常多发。病变可为游走性,短时间内可一处病灶吸收,它处又可出现新病灶。病灶也可一个月或几个月不吸收。

2.CT 检查

过敏性肺炎的 CT 表现主要分为间质性肺炎和实质性肺泡炎,CT 所见明显多于普通胸片所见。间质性肺炎表现为肺内磨玻璃密度影像,呈斑片状、弥漫性分布于两侧肺内,HRCT 显示其边界较清楚。间质肺炎还可表现为两肺弥漫分布的网线影,为增厚的小叶间隔及肺泡壁支气管血管束增粗,其间可见沿肺间质分布的粟粒大小的结节影,其边界清楚。若治疗不及时,肺内可出现不可逆性纤维化表现,出现不规则条、片状影,周围血管、支气管受牵拉变形。实质性肺泡炎则表现为肺内边界模糊的数毫米的小结节影,为肺泡腔内充满浆液性渗出物。有些病例表现为大小不等结节影,类似转移瘤(图 2-1-8)。病变进展,病灶融合成斑片、大片、肺段阴影,病灶边界模糊,部分病灶内可见含气支气管气像。其余少见 CT 影像包括肺气肿及蜂窝状改变,有些患者可见肺门、纵隔淋巴结增大。

(二)诊断与鉴别诊断

过敏性肺炎的 X 线表现与支气管炎、间质性肺炎、肺结核、特发性肺间质纤维化相似。若发现肺内病变的出现与一定的工作和生活环境有关系时,可考虑为过敏性肺炎。

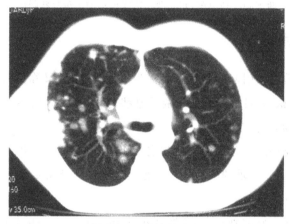

图 2-1-8 过敏性肺炎

两肺可见大小不等结节影,类似转移瘤,部分融合成片

九、间质性肺炎

细菌和病毒均可引起间质性肺炎。小儿较成人多见,常继发于麻疹、百日咳或流行性感冒等急性传染病。病理上为细小支气管壁与其周围及肺泡壁的浆液渗出及炎性细胞浸润。由于细小支气管黏膜充血、水肿及炎性细胞浸润,发生狭窄或梗阻,从而出现肺气肿或肺不张。

间质性肺炎的临床表现有发热、咳嗽、气急及发绀,临床症状明显而体征较少。

(一)影像学表现

1.普通 X 线检查

(1)肺纹理增重:纹理边缘模糊,以两肺下野明显,但仅表现肺纹理增重时,诊断比较困难。

(2)网状及小点状阴影:网状阴影是肺间质性炎症的重叠影像,此征象可与肺纹理增重模糊并存,病变多分布于两肺下野及肺门周围。

(3)肺气肿:由于细小支气管炎症性梗阻而发生两肺弥漫性肺气肿。可见两肺野透过度增高,两膈肌低平,活动度减弱。

2.CT 检查

间质性肺炎主要表现为两肺野出现斑片状或大片状磨玻璃密度影像,其边界相对较清楚(图 2-1-9),特别是在 HRCT 图像上。有些病例表现为肺支气管血管束增粗、小叶间隔增厚、肺内蜂窝状改变及纤维化。严重病例出现肺气肿。

(二)诊断与鉴别诊断

间质性肺炎较肺泡炎诊断困难,肺纹理增重、边缘模糊,网状及小点状阴影与肺气肿并存为其主要表现。间质性肺炎的 X 线表现与其他原因引起的肺间质性病变(胶原病、肺尘埃沉着症、组织细胞病 X、结节病、细支气管炎)的 X 线表现相似,应注意鉴别。

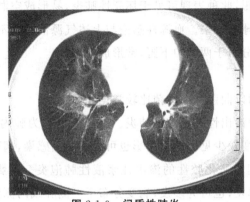

图 2-1-9　间质性肺炎
两肺散在边缘较清楚的磨玻璃密度病灶

十、机遇性感染

由于疾病或治疗使机体防御功能降低后出现的肺部感染称机遇性感染。慢性消耗性疾病、各种先天性免疫缺陷性疾病、艾滋病(AIDS)、恶性肿瘤患者长期使用抗癌药物或器官移植术后患者使用大量激素,均可使机体免疫功能低下,降低机体对于微生物的抵抗力,从而增加肺部感染的机会。长期使用大剂量广谱抗生素,造成菌群失调也是引起肺部机遇性感染的条件。

肺部机遇性感染的病原除常见细菌外,低毒性细菌、病毒、真菌及卡氏囊虫也是肺部机遇性感染的病原体。肺部机遇性感染的病原体可以是一种,也可以是几种同时存在,其中以细菌、病毒和真菌较常见。由一种病原所致的肺部感染,有时影像表现具有一定的特征。但多种病原所致的肺部感染影像表现较复杂,因而缺少特征性。肺机遇性感染的病原诊断,需以细菌学检查为依据。虽然影像检查对于肺部机遇性感染病原定性诊断有困难,但对于观察病变的动态变化是有价值的方法。

(一)影像学表现

普通 X 线检查可以发现大部分肺部机遇性感染的肺部异常影像,但胸部 CT 的敏感性更高,可以发现普通平片所不能显示的一些征象,所以 CT 应作为平片的补充手段,合理地应用于肺部机遇性感染的病例。

1.细菌感染

细菌性肺炎的致病菌多为肺炎球菌、绿脓杆菌、大肠杆菌及克雷白杆菌。病理为浆液性、浆液脓性及化脓性肺泡炎。其影像表现为：

（1）多发小斑片状阴影：边缘模糊，沿支气管分布，这种影像以细菌性肺炎多见。细菌性肺炎有时可见肺叶、肺段与小叶斑片状阴影同时存在。

（2）肺叶肺段阴影：可累及一个叶，也可两肺多叶受累，有此种影像表现应多考虑细菌性肺炎。

（3）肿块状或大灶阴影：此种表现可见于坏死性肺炎，易形成空洞，一般为革兰氏阴性杆菌感染所致，也可见于葡萄球菌感染。血源性感染与上述气源性感染不同，常表现为边缘模糊小结节状或球形阴影，散在分布于两肺中下野，常形成空洞。

2.真菌感染

真菌性肺炎的致病菌以曲菌和隐球菌比较常见。

（1）曲菌感染：病理为渗出性及化脓性肺炎。其影像表现为肺内局限性浸润、肿块及空洞阴影，两肺广泛斑片状病变较少见。球形阴影也可见于曲菌感染，病理为坏死性炎症或脓肿。

（2）隐球菌感染：病理为非化脓性的渗出性浆液性肺泡炎。其影像表现为结节或肿块阴影，可形成空洞，病灶可单发，也可为多发，病变分布于一侧肺或两侧肺。

3.病毒感染

病毒感染中以巨细胞病毒较常见，影像表现为直径 2～4mm 边缘模糊小结节阴影，呈粟粒状弥漫分布于两肺野。也可呈沿支气管分布的不规则阴影，表现为肺纹理边缘模糊，网状及小点状阴影，其病理基础为间质性肺炎。

4.卡氏肺囊虫感染

卡氏肺囊虫是酵母菌样原虫。其感染途径不明，可能是内源性感染，也可能是带有病原体的动物或人的外来感染。卡氏囊虫引起的肺炎为浆液性渗出性肺泡炎。肺泡腔浆液中及肺泡壁内可见浆细胞、单核细胞及淋巴细胞浸润。其影像表现为：

（1）卡氏囊虫肺炎早期表现为肺门旁浅淡斑片状阴影，由于阴影密度低，平片很容易被忽略。CT 可较早发现病变（图 2-1-10）。卡氏囊虫肺炎发展较快，有时仅几小时或几天内则可由肺叶肺段及小叶范围肺泡炎发展为两肺门旁蝶翼状阴影，此为病灶融合所致。卡氏囊虫肺炎与肺水肿、细菌性感染或混合性感染不易鉴别。

（2）斑片状边缘模糊阴影：病变发生在两肺中下野，沿支气管走行分布，此种表现常与肺叶、肺段阴影并存。

（3）肺叶、肺段阴影：病变占据一个肺叶或一个肺段，也可多肺叶、多肺段受累。

（4）肺内小囊状影：壁可薄，也可为厚壁，CT 较胸片更易发现。

在机遇性感染中，可合并胸腔积液，多见于细菌性感染。

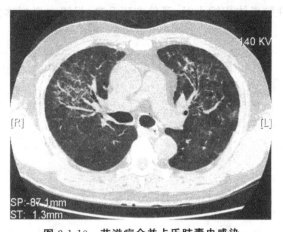

图 2-1-10　艾滋病合并卡氏肺囊虫感染

两肺广泛磨玻璃密度影,并可见网状间质改变

(二)诊断与鉴别诊断

肺机遇性感染可与肺转移瘤、肺水肿、化疗肺等并存,因而增加了影像的复杂性,故有时需把因基础病变引起的肺内病变和肺机遇性感染进行鉴别,但仅从影像上鉴别比较困难,应注意结合临床资料。

十一、放射性肺炎

因乳癌、食管癌、肺癌及纵隔恶性淋巴瘤进行大剂量放射照射引起的肺部损害称放射性肺炎。放射线照射引起的急性肺部损伤,在肺泡腔内有浆液纤维性渗出、透明膜形成、肺泡壁水肿增厚及肺泡和细支气管上皮脱落。由于肺泡表面活性物质减少,可发生肺萎陷。肺泡壁毛细血管和肺小动脉上皮肿胀,管腔狭窄可导致栓塞。放射性肺炎经过 6～12 个月,肺内病变逐渐为增生的纤维结缔组织所取代。

放射性肺炎的主要临床表现为咳嗽、咳痰、胸痛及气短,有时可有发热。临床症状的轻重与放射性肺炎的范围有关。若放射性肺炎为局限性,可无任何临床症状。较大范围的放射性肺炎,咳嗽、气短与胸痛的症状较明显。

(一)影像学表现

1.普通 X 线检查

放射性肺炎的发生部位与照射野有关。乳癌术后照射引起的放射性肺炎病灶多在第 1 至 2 肋间。肺癌放疗后引起的放射性肺炎位于原发灶所在的肺叶。食管癌与恶性淋巴瘤放疗后引起的放射性肺炎在两肺内带。

放射性肺炎的典型影像表现为照射野局限性斑片状或大片状阴影,其密度不均匀,形状不规则,病变分界较清楚(图 2-1-11)。放射性肺炎的急性期多表现为大片状阴影,边缘较模糊,其中有时可见含气支气管影像。慢性期病灶内纤维结缔组织增生明显,大片状阴影范围缩小,密度增高且不均匀,其中可见网状及纤维索条状阴影,含气支气管影像并拢、扭曲和扩张。表现为大叶阴影的放射性肺炎体积缩小时,可伴有膈升高,纵隔向患侧移位,胸廓变形塌陷,并可见胸膜肥厚粘连。

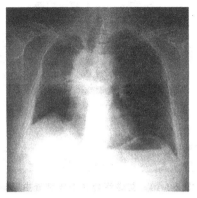

图 2-1-11　放射性肺炎

右下叶肺癌切除放疗后,右中肺野大片状阴影,纵隔略右移

2.CT 检查

急性期为放疗照射野内密度较淡的磨玻璃密度影像、斑片或大片状阴影像,病变密度不均,边缘模糊,有时患者虽有症状,但普通平片可无异常发现。随后,照射野区域出现散在的肺实变影,并逐渐扩大,其内可见支气管气像。慢性期则为实变肺体积缩小,密度增高,病变内部或周围出现纤维索条影(图 2-1-12),可以造成病灶内或周围支气管迂曲、变形、扩张,纵隔、横膈移位。

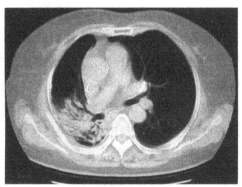

图 2-1-12　放射性肺炎

右上叶大片实变,伴肺体积缩小,其内可见扩张的支气管

(二)诊断与鉴别诊断

放射性肺炎应与肺结核或急、慢性肺炎鉴别。询问放疗病史,若肺炎发生部位与照射野一致,鉴别诊断并不困难。

十二、吸入性肺炎

由呼吸道吸入食物或其他物质引起的肺部炎症性病变称吸入性肺炎。本病好发生于婴幼儿与全身麻醉后及昏迷的患者。如昏迷患者吸入呕吐物,新生儿吸入羊水及汽车司机吸入汽油等均可引起吸入性肺炎。新生儿吸入性肺炎在临床上可有呛咳、气急、发绀与呼吸困难等。汽车司机吸入汽油后可有发热、胸痛及咳嗽,咯泡沫样痰及浆液性血痰。

由于吸入物不同,其病理变化也不完全相同。吸入呕吐物多形成急性肺水肿,羊水吸入常呈阻塞性肺气肿、肺不张及肺泡炎表现。

(一)影像学表现

新生儿吸入性肺炎影像表现为两肺下野纹理增重及沿支气管走行分布的斑片状、边缘模糊阴影,有时可见局限性透明度增高与类三角形致密阴影。汽车司机吸入汽油导致的肺炎表现为一侧或两侧肺野斑片阴影,中等密度,边缘模糊。吸入呕吐物引起的肺炎多表现为两肺纹理增强,结构模糊,继而演变为以两肺门为中心向两侧肺野呈蝶翼状分布的密度增高阴影。一般1周左右吸收。

(二)诊断与鉴别诊断

吸入性肺炎无特征性影像表现,结合临床表现及病史多可做出诊断。

十三、慢性肺炎

慢性肺炎系指慢性非特异性炎症。慢性肺炎可分为原发性慢性肺炎与由急性肺炎演变而来的慢性肺炎。前者无急性发病过程,后者有急性肺炎转为慢性肺炎的病史。

慢性肺炎的基本病理变化包括变质、增生和渗出。一般渗出性病变较轻微,以纤维组织增生硬化为主。血管内皮细胞和组织细胞增生,并有支气管肺泡上皮增生。化脓性慢性肺炎可见大小不同脓腔。慢性肺炎在大体形态上可分为弥漫性与局限性两种。前者病变弥漫分布于两肺各叶,常为支气管炎或支气管扩张伴发病变。后者病变局限于肺叶、肺段或部分肺段。呈肺叶、段实变或球形、不规则形肿块,慢性肺炎男性较多见,尤以老年人常见。局限性慢性肺炎以咳嗽、咯血及胸痛为主要症状。弥漫性慢性肺炎以咳、喘及咳痰为主要症状。

根据慢性肺炎引起的支气管改变,慢性肺炎可分为3期:第1期支气管仅有炎症性变化,而无支气管扩张;第2期发生柱状支气管扩张;第3期发生囊状支气管扩张。慢性肺炎并发支气管扩张与支气管扩张合并慢性肺炎的鉴别,前者以慢性肺炎病变为主,后者以支气管扩张为主,动态观察有助于两者的鉴别。

(一)影像学表现

1.普通X线检查

(1)肺纹理增强:支气管壁和支气管周围组织的细胞浸润和结缔组织增生以及小叶间隔的细胞浸润和结缔组织增生是肺纹理增强的病理基础。在胸片上前者表现为走行紊乱的不规则线条状阴影,而胸部CT则表现为支气管血管束的增粗。部分病例可伴有血管的扭曲移位及全小叶肺气肿。

(2)结节和斑片状阴影:结节状阴影的病理基础为支气管周围的渗出与增生改变的轴位影

像和腺泡病变。支气管的狭窄扭曲可导致小叶肺不张或盘状肺不张。小叶肺不张呈斑片状阴影,盘状肺不张呈条状阴影。

(3)肺段、肺叶及团块阴影:慢性炎症限局于肺叶或肺段时则呈肺叶、肺段阴影,阴影可伴体积缩小。由于合并支气管扩张、肺气肿、肺大疱或小脓腔,肺叶或肺段阴影的密度可不均匀,并可见支气管扩张。但支气管狭窄或阻塞较少见。有时在肺叶、肺段阴影内可见团块状阴影,其病理基础为脓肿或炎性肿块。肺叶阴影多见于右中叶慢性炎症。其他肺叶较少见,肺段阴影较常见。

呈肿块阴影的慢性肺炎,其大小从不到 3cm 至大于 10cm,肿块边缘较清楚,周围可见不规则索条状阴影,团块内有时可见 4~6 级支气管扩张。炎性肿块阴影在正侧位胸片上各径线差有时较大,例如在正位胸片上呈圆形,在侧位胸片上呈不规则形状或椭圆形,此点有利于与周围型肺癌鉴别。

(4)蜂窝状及杵状阴影:含空气的囊状支气管扩张可呈蜂窝状阴影,含有黏液的支气管扩张可表现为杵状阴影,其特点为与支气管走行方向一致。

(5)肺气肿征象:弥漫性慢性肺炎可合并两肺普遍性肺气肿。而局限性慢性肺炎常与瘢痕旁肺气肿并存,因此;慢性肺炎区的密度不均匀。有时慢性肺炎还可与肺大疱并存。

(6)肺门团块状阴影:肺门区炎性肺硬化可表现为边缘不整齐、形态不规则类圆形团块状影,此时需与肺癌鉴别。慢性肺炎还可伴有肺门淋巴结增大,但较少见。

2.CT 检查

慢性肺炎显示为肺段或肺叶阴影时,局部肺段、肺叶体积缩小,可见支气管气像,此时支气管无狭窄是确诊慢性肺炎的有价值的诊断依据。有时慢性肺炎可合并支气管扩张、肺门纵隔淋巴结增大。

慢性肺炎还表现为不规则局限性实变影,类似肿块,应与周围型肺癌鉴别。此类病灶可单发、多发,边缘毛糙,周围可合并局限性肺气肿或支气管扩张。

(二)诊断与鉴别诊断

慢性肺炎结合病史及影像表现,常能做出正确诊断,仅根据影像表现有时与肺癌、肺结核鉴别较困难。

十四、肺炎性假瘤

肺炎性假瘤的本质为增生性炎症,增生的组织形成肿瘤样团块,因而称肺炎性假瘤。因其细胞成分不同而有不同的名称,如黄色瘤、黄色纤维瘤、硬化性血管瘤、组织细胞瘤、黄色肉芽肿及浆细胞肉芽肿等。

肺炎性假瘤是由纤维母细胞、淋巴细胞、异物巨细胞、组织细胞、泡沫细胞等组成的肉芽肿。大体形态呈肿瘤样,外形呈圆形或椭圆形。直径为 1~6cm。由于炎性假瘤与肺的界面的病理表现不同,因此,可有或无假性包膜,无假性包膜的炎性假瘤周围可有增殖性炎症和轻微渗出性炎症。根据炎性假瘤的细胞成分可分为 4 型,以组织细胞增生为主者称组织细胞增生型;硬化血管瘤型的主要成分是血管增生和上皮乳头状增生;乳头状增生型是以肺泡-上皮的乳头状增生为主;淋巴细胞型(或浆细胞)则以淋巴细胞(或浆细胞)为主。

炎性假瘤与机化性肺炎和慢性肺炎在概念上有些不同,炎性假瘤在大体标本上呈肿瘤样外观,是慢性肺炎的一种特殊大体形态。机化性肺炎是指炎症区域的增生被机化的纤维结缔组织所取代,是炎症的一种转归,大体标本上为不规则的实变区。慢性肺炎是以增生为主的炎症。

炎性假瘤患者发病年龄以 30～40 岁多见,男性多于女性。临床症状中咳嗽较常见,痰中带血较少见,病史中有的有急性炎症阶段,有的无明确急性炎症既往史,也有的炎性假瘤无任何临床症状,一般需要手术治疗。

(一)影像学表现

1.普通 X 线检查

(1)发生部位:炎性假瘤可发生于两肺野任何部位,仅根据发生部位不能作鉴别诊断。

(2)肿块形态:肿块呈圆形或椭圆形,无分叶,边缘清楚或模糊,肿块周围有时可见不规则索条状阴影,以边缘清楚多见。肿块大小以直径 2～4cm 多见,也可大于 5cm。

(3)肿块密度:炎性假瘤密度中等且较均匀,由化脓性炎症形成的炎性假瘤可见小透明区,为空洞表现。

(4)胸膜病变:炎性假瘤的附近胸膜可见局限性增厚粘连,炎性假瘤形成的胸膜粘连带较结核球少见。

2.CT 检查

炎性假瘤是增生性慢性炎症,呈肿瘤形状,CT 表现为圆形或类圆形,病灶边界较清楚,光滑(图 2-1-13),部分病灶可有浅分叶。内部密度均匀,有时病灶中央可见钙化,部分中心坏死则为液性密度区。增强后炎性假瘤的强化与其内部血管成分的多少、有无液化坏死及空洞有关(图 2-1-14)。炎性假瘤周围的局限性胸膜增厚表现为线样或条片状影。当炎性假瘤恶变时,其形态变为不规则,短期内体积增大。

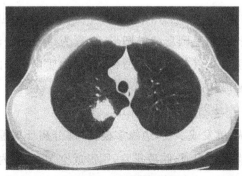

图 2-1-13　炎性假瘤

右上叶尖段球形病灶,其边缘较清晰

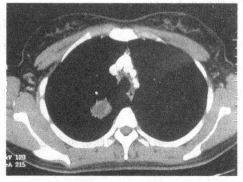

图 2-1-14　炎性假瘤

增强扫描病灶周边强化,中心为液化坏死区

（二）诊断与鉴别诊断

炎性假瘤的影像无特征性，常误诊为其他疾病，因此，在诊断时经常需与周围型肺癌和结核球鉴别。有些炎性假瘤缺乏特征性所见，与周围型肺癌和结核球鉴别困难。如经过分析临床症状不像肺结核和周围型肺癌，同时痰中结核菌和癌细胞检查均为阴性时可考虑炎性假瘤的诊断。对于炎性假瘤的诊断应采用排除法，将影像表现与临床相结合，加以综合考虑，做出正确的诊断。

十五、肺脓肿

肺脓肿是由肺化脓菌引起的肺化脓性炎症，液化、坏死和排出坏死物后形成空洞为其特征。病原菌经呼吸道或经血行进入肺内，均可引起肺脓肿，后者多为败血症的并发症。经呼吸道感染的肺脓肿多为单发，血源性肺脓肿多发常见。根据肺脓肿的临床经过分为急性肺脓肿和慢性肺脓肿。

急性肺脓肿为急性起病，发热、咳嗽、胸痛、咳脓臭痰，有时咯血，白细胞总数明显增加。

慢性肺脓肿可以是急性肺脓肿发展而来，也可无急性过程，临床上以咳嗽、咯血和胸痛为主要表现，白细胞总数可无明显变化。

（一）影像学表现

1.普通 X 线检查

（1）急性肺脓肿：①气源性肺脓肿：病原菌由呼吸道进入。脓肿可发生在两肺任何部位，两肺后部较前部多见，多为单发。脓肿空洞大小不一，空洞内壁多不规则且模糊，空洞外可见范围不同斑片状浸润阴影。空洞内液化坏死物经支气管引流不畅时，在空洞内可见液平面。在合理的抗生素治疗下，一般 2 周空洞大小和周围浸润性病变可有明显变化，经 4～6 周可完全吸收。②血源性肺脓肿：多发常见，以两下叶多见，早期表现为两肺多发散在斑片状病灶，边缘模糊或两肺多发圆形或椭圆形密度增高影，中心为液化坏死区，一般经过 1 周或不到 1 周可发展为多发薄壁空洞，空洞内可有液平面，但较少见。可同时伴有脓胸存在。经抗生素治疗后 2～4 周可完全吸收。

（2）慢性肺脓肿：慢性肺脓肿好发生于肺的后部，下叶多见，特别是下叶后基底段，但也可以发生于上叶。慢性肺脓肿一般为边界清楚厚壁空洞，呈圆形或椭圆形，多数为单发大空洞，也可为实性肿块内多发小空洞，可有液平面。当引流支气管堵塞不通畅，液化物质排不出时，可形成团块状影像，脓肿附近常可见局限性胸膜肥厚粘连。

2.CT 检查

在胸部 CT 影像上，肺脓肿可呈结节或团块状，单发或多发，边缘多模糊，部分病灶周围可见片状阴影。病灶中央为液化坏死区，若脓腔与支气管相通，脓液排除，则形成空洞，空洞内可有或无液平面。空洞壁内、外缘不光滑，CT 增强扫描空洞壁可有强化。治疗后肺脓肿吸收，其周围界限清楚，空洞变小、消失，仅存留纤维索条影。

（二）诊断与鉴别诊断

肺脓肿影像表现有时应与肺结核、周围型肺癌鉴别，仅根据影像表现鉴别较困难，特别是慢性肺脓肿，需密切结合临床病史及症状。查痰找结核菌或癌细胞对鉴别诊断有帮助，抗生素治疗动态变化快，有助于肺脓肿与周围型肺癌鉴别。有时周围型肺癌出现空洞，而且伴有空洞内感染及其周围肺感染时，临床以感染症状为主，此时易被误诊为肺脓肿。此类患者应在抗感染治疗后及时复查避免误诊。

十六、肺隐球菌病

本病仅次于肺曲菌病，占 20％左右。是由新型隐球菌引起的亚急性或慢性深部真菌感染，除常侵犯肺部外，也常侵犯中枢神经系统（易引起脑膜炎）以及其他内脏。此菌为土壤、牛乳、鸽粪和水果的腐生菌。感染途径有内源性、外源性和继发性等。75％以上继发于严重疾病的末期，长期接受激素、抗癌药或广谱抗生素的患者易诱发本病，也可与结核或淋巴瘤并存。

（一）病理

主要变化为肉芽肿形成，有巨噬细胞、多核巨细胞、淋巴细胞浸润；病灶中心非化脓性干酪坏死而形成空洞。但化脓、纤维化及钙化少见，不形成明显包膜。病理类型有 3 种，即孤立性肉芽肿型、粟粒性肉芽肿型、肺炎型。后两型主要见于免疫功能低下或长期应用免疫抑制剂者，可累及多个肺叶；孤立性肉芽肿型则多见于机体免疫力正常者，也可多个肺叶受累。

（二）临床表现

多无症状或仅有轻微的一般症状，如咳嗽、咯痰、胸闷、低热、乏力等；少见的症状包括气促、盗汗、食欲缺乏、恶心呕吐、体重下降；很少出现血痰及急性肺炎表现。侵犯中枢神经系统后可出现脑膜炎和脑膜脑炎的症状和体征。约 1/3 的患者有影像学的异常而无临床症状。

（三）影像学表现

其影像学表现形态各异，具有多态、多样、多病灶和大小不一的特点。

1.常见表现

（1）结节或肿块病变：大小 0.6～10cm 不等；单发或多发，亦有文献报道常为单发；少数病灶边缘可有分叶和毛刺与肺癌难以鉴别；少数有边缘光滑的空洞形成；40％病灶周边或邻近肺野有磨玻璃样模糊影，即晕征。多位于肺外带及胸膜下。

（2）浸润实变病变：病灶大小不等，形态各异。可为小条片状、团片状、单叶或多肺叶病变，边缘模糊、密度不均，可见"支气管气像"或"空泡征"，部分可见空洞。

（3）弥漫混合病变：表现为结节、斑片、团块、大叶实变多样化病灶共存。

2.少见表现

间质肺炎型、弥漫粟粒影、空洞型、合并钙化、胸腔积液、肺门和纵隔淋巴结增大等。

总之，本病不易与肺癌和结核鉴别。国内有学者认为，对位于胸膜下的孤立肺结节或肿块,形态不规则,边缘无毛刺、无分叶或浅分叶,如有厚壁空洞且洞壁光滑,患者临床症状轻微或无症状,在诊断肺癌或肺结核时,应慎重考虑。HRCT 有助于鉴别,必要时应活检或抗真菌药物试验治疗。

十七、肺念珠菌病

念珠菌广泛存在于自然界,其中致病的有白色念珠菌和热带念珠菌,但以白色念珠菌常见。

(一)病理

常见的病理改变为急性炎症和凝固性坏死,常伴多发脓肿。脓肿外围有中性粒细胞和组织细胞浸润。慢性期亦可形成肉芽肿。

(二)临床表现

多见于幼儿、老年人及慢性病长期衰弱的患者。一般发病缓慢,病程较长。轻者可无症状,主要表现为咳大量白米浆水样痰或痰血;重者有畏寒、发热、盗汗、气急等症状;血行播散型可有神经系统症状。

(三)影像学表现

分为 3 型:①支气管炎型:累及支气管壁和周围组织,病程较长时可伴有纤维化及肺气肿。②肺炎型:常表现为支气管肺炎,亦可融合呈节段性;大片实变中可有空洞。③播散型:两肺多发片状、粟粒状高密度灶,中心坏死形成低密度区,亦可形成脓气胸。总之,其血行播散可导致两肺弥漫性微脓肿(呈粟粒性结节)、感染性血栓及出血性肺梗死。

十八、肺曲霉菌病

本病的病原主要为烟曲菌,少见者为黑曲菌和黄曲菌。多发病于慢性病患者免疫功能低下者。本病分为以下 3 型。

(一)腐生型

1.病理

主要改变是曲霉菌寄生于肺内原有的空洞或空腔内,形成曲菌球。曲菌球由菌丝、菌体、黏液和纤维素等构成。

2.临床表现

一般无临床症状。血清凝集试验多呈阳性,而皮肤试验呈阴性。

3.影像学表现

特征性表现为空洞或空腔病变内的高密度结节影,其大小约为 3～4cm,边缘清楚(图 2-1-15A、B)。如结节完全充满空洞(腔)呈单纯结节状影像。应注意与空洞(腔)性病变内的凝血块、结核干酪空洞及肺癌空洞等鉴别。变化体位观察,球形影像的位置移动有助于本病的诊断。

（二）过敏性支气管肺型（变态反应型）

1.病理

基本病理改变是由于变态反应、支气管分泌黏液增多且合并曲霉菌菌丝,使黏稠度增加,分泌物不易咳出,形成支气管黏液栓塞。

2.临床表现

患者有哮喘病史。实验室检查见嗜酸粒细胞增多、血清 IgE 蛋白增高、血清凝集试验阳性。

3.影像学表现

为支气管黏液栓塞的表现,呈条状、Y 型、V 型、手指套状或结节状致密影。支气管内黏液栓咳出后呈支扩表现。

（三）侵袭型

发生于免疫抑制或免疫力低下的患者,死亡率高达 30%～90%。

1.病理

主要改变为支气管肺炎,以及由其破坏肺小血管和支气管而引起的出血性肺梗死。血行播散占 20%～25%。其他脏器如肾脏亦可受累。

2.临床表现

患者有高热、咳嗽、呼吸困难、咯血等症状。

3.影像学表现

(1)绕有晕征的结节:即结节周围有低于结节密度、高于肺实质密度的环形带状区,不典型时表现为结节边缘模糊毛糙。其病理基础是出血性肺梗死引起结节中心凝固性坏死,相邻肺泡出血所致。结节加晕征是其较特征性的早期表现,见于 40%～69% 的早期病例。但该征亦可见于念珠菌病、毛霉菌病、原发性或转移性肿瘤、其他炎症性疾病等。

(2)楔形实变影:表现为以胸膜面为基底的节段性实变影,边缘模糊,与栓塞性肺梗死相似(图 2-1-15C)。可单独出现,也可合并结节影和(或)晕征。其病理基础为出血性肺梗死。该征亦可为早期表现,且出现率达 80%。但该征亦可见于毛霉菌病、细菌性肺炎或肺出血等。

(3)气道播散的表现:表现为小斑片状、片状、磨玻璃状高密度灶,进而可融合成肺段和肺叶的实变,亦可形成空洞,并可伴胸腔积液。

(4)血行播散的表现:呈肺内广泛分布的粟粒结节。

十九、肺组织胞质菌病

本病由荚膜组织胞质菌引起,感染力极强,国内少见。

（一）病理

主要变化为肉芽肿形成,中心坏死,以后纤维化和钙化。早期与原发性肺结核很相似,组织反应有肉芽肿形成,中心干酪坏死,周围有多核巨细胞、上皮样细胞、淋巴细胞和浆细胞。有自愈倾向,很快纤维化和钙化。少数抵抗力低的患者,可发生全身播散。可侵及肺门及纵隔淋巴结,甚至穿破淋巴结形成纵隔炎及纤维化;侵及胸膜则引起胸膜炎和脓胸。

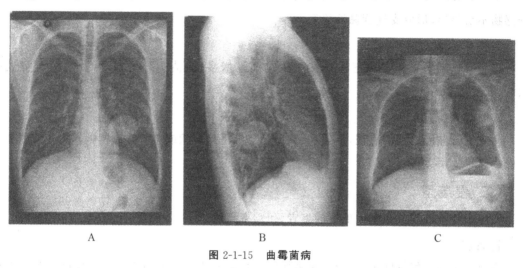

图 2-1-15　曲霉菌病

A、B 可见空腔内有高密度结节影;C 表现为左肺楔形实变影,边缘模糊

(二)临床表现

大多(尤其是原发性感染者)无明显症状,轻者可有低热、咳嗽、咯痰、胸痛、乏力等。重者则有高热、咳嗽、咯痰、贫血、消瘦等症状,有时肝、脾、淋巴结增大。侵犯皮肤或黏膜者可出现结节或溃疡。

(三)影像学表现

可分为 5 型:①结节肿块型:大多单个,也可多个,大小不一,可形成空洞,常伴胸膜增厚。②炎症浸润型:常见于两肺上叶和下叶背段,单发或多发。以后纤维化或钙化。重者亦可形成空洞。亦可广泛浸润类似大叶性肺炎。③粟粒型:由血行播散所致,以后钙化愈合。钙化斑点较粟粒性肺结核的钙化略大而圆。④淋巴结型:肺门及纵隔淋巴结增大,也可形成纵隔炎,甚至可导致上腔静脉阻塞及肺动、静脉阻塞。愈合时表现为淋巴结钙化。⑤混合型。

总之,本病的后期钙化较多而明显,其他则与结核相似。

二十、肺放线菌病

常见的致病菌为以色列放线菌。本病多见于口腔卫生不良者,感染方式为内源性,继发性少见。

(一)病理

开始为肺泡炎症,以后成为慢性化脓性肉芽肿,伴结缔组织增生,形成结节和团块,其中混杂有脓肿。常侵及胸膜和胸壁,引起胸膜炎、脓胸及胸壁瘘管。

（二）临床表现

发病时往往症状不明显,不发热或仅有不规则低热、乏力、轻度咳嗽。严重时有寒战、弛张热、盗汗、咯黏液脓痰等。侵及胸膜、胸壁者可出现胸痛、瘘管。

（三）影像学表现

早期为感染性支气管炎表现,以后发展为支气管肺炎或节段性肺炎,进一步形成团块状或不规则阴影。其中有小的低密度空洞,可见引流支气管。胸膜病变表现为胸腔积脓、脓气胸和胸膜增厚。脓胸、肋骨骨髓炎和胸壁瘘管为本病的特点。本病可出现广泛的肺纤维化。

二十一、原发性肺结核

多发生于儿童,又称儿童型肺结核病,但也偶见于未感染过结核杆菌的青少年和成人。一般症状轻微,婴幼儿发病较急,可有高热。

检查方法:胸部正位片、侧位片。

（一）原发综合征

1.X 线征象

(1)肺野内圆形、类圆形或片絮状边缘模糊阴影,也可表现为肺段或肺叶阴影,病变多位于上叶的下部或下叶的上部,常误诊为肺炎。

(2)肺内原发灶及肺门淋巴结增大,在二者之间可见条索状阴影,即结核性淋巴管炎,三者呈哑铃状,又称双极期。人们将原发灶、淋巴管炎与淋巴结炎之 X 线表现,称为原发综合征。

2.报告范例

左肺上野见边缘模糊的片状阴影,左肺门增大。胸廓对称,气管居中。心脏形态、大小、位置正常。双侧膈肌光滑,肋膈角锐利(图 2-1-16)。

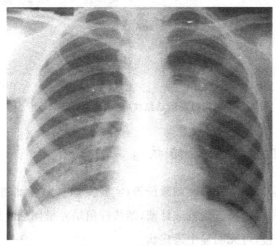

图 2-1-16　原发综合征

（二）胸内淋巴结结核

1.X 线征象

（1）纵隔及肺门肿块影,以右侧支气管旁淋巴结增大较常见,纵隔多个淋巴结增大融合可表现为纵隔一侧或两侧增宽,边缘呈波浪状。一侧肺门增大较两侧肺门增大常见。

（2）肺门增大淋巴结呈边缘清楚肿块者称肿瘤型。增大肺门淋巴结伴周围炎,可使增大淋巴结边缘模糊,称为发炎型。肿瘤型和发炎型不是固定的,可以互相转化。

2.报告范例

双肺肺纹理增强,左肺门影增大。胸廓对称,纵隔、气管居中。心脏形态、大小、位置正常。双侧膈肌光滑,肋膈角锐利(图 2-1-17)。

3.特别提示

（1）大多数(98%)的原发型肺结核可以自愈,原发病灶可以完全吸收、纤维化或钙化。淋巴结内干酪坏死灶不易完全吸收,但可逐渐缩小、纤维化或钙化。

（2）当机体由于某种原因而抵抗力下降时,肺内原发病灶和增大淋巴结可继续发展,可形成肺内原发性空洞,还可引起血行或支气管播散。

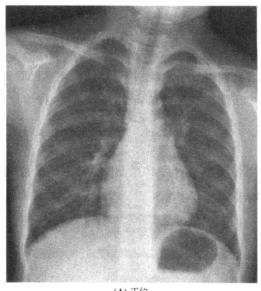

(A) 正位 　　　　　　　　　　　　(B) 侧位

图 2-1-17　胸内淋巴结结核(男患,8 岁,咳嗽半个月)

二十二、血行播散型肺结核

多有高热、寒战、咳嗽、昏睡及脑膜刺激征等;实验室检查血红细胞沉降率增高,结核菌素试验呈强阳性,痰液涂片检查可查到抗酸杆菌,结核杆菌培养呈阳性。亚急性或慢性血行播散型肺结核病情发展较缓慢,可无明显中毒症状。

检查方法:胸部正位片、侧位片。

(一)急性粟粒型肺结核

1.X线征象

(1)表现为两肺野从肺尖到肺底均匀分布的粟粒样结节影,其特点是"三均匀",即病灶大小均匀、密度均匀和分布均匀。

(2)病灶边缘较清楚,若为渗出性病灶,则病灶边缘不清楚。病灶数量多,分布密集时,两肺野呈磨玻璃密度。

2.报告范例

双肺多发大小、密度及分布均匀的粟粒样结节影。胸廓对称,纵隔、气管居中。心脏形态、大小、位置正常。双侧膈肌光滑,肋膈角锐利(图2-1-18)。

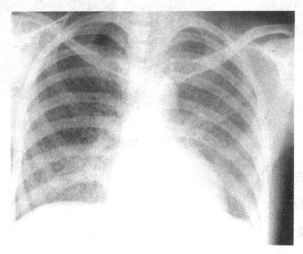

图 2-1-18 急性粟粒型肺结核

(二)亚急性及慢性血行播散型肺结核

1.X线征象

(1)粟粒状或比粟粒大的大小不等阴影,密度较高与密度较低病灶可同时存在,有的病灶还可纤维化或钙化。病灶主要分布在两肺中上野,但分布不均匀,在肺尖部及锁骨下。病灶多呈硬结或钙化,其下方多为边缘清楚的结节状增殖性病灶与边缘模糊的斑片状渗出性病灶。

(2)此型肺结核好转时病灶可以吸收、硬结或钙化,恶化时病灶可融合扩大,甚至溶解播散,形成空洞,也可发展成为纤维空洞型肺结核。

2.报告范例

双肺中上野可见大小不等结节样阴影,密度不均。胸廓对称.纵隔、气管居中。心脏形态、大小、位置正常。双侧膈肌光滑,肋膈角锐利(图2-1-19)。

二十三、继发性肺结核

肺结核病早期常无症状或仅有轻微咳嗽、胸痛等非特异性症状。常见症状有两类,一类是全身中毒性症状,如低热、盗汗、疲乏、消瘦、食欲缺乏等;另一类是结核病变直接引起的咳嗽、咯血、胸痛等症状。

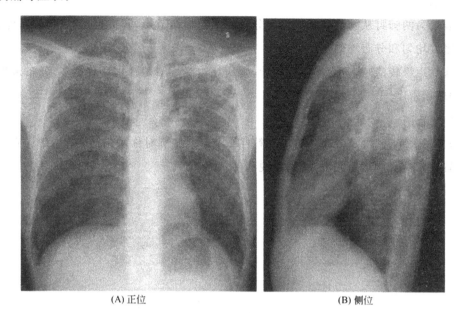

(A) 正位   (B) 侧位

图 2-1-19　肺结核

(一)检查方法

胸部正位片、侧位片。

(二)X 线征象

1.边缘模糊的斑片状及云絮状阴影

病灶好发于两肺上叶尖后段和下叶背段,以上叶尖后段尤为多见。病灶可单发或多发。病灶内密度减低区为病灶溶解空洞形成表现,有时还可见引流支气管。

2.球形阴影

2cm 以上干酪病灶被纤维包膜包裹称为结核瘤。大多数结核瘤为 2～3cm,也有的在 4cm 以上。多发生于两肺上叶尖后段与下叶背段,单发病灶较多发者常见。表现为边缘光滑清楚的球形或近似球形阴影,在病灶与胸膜面间可见宽 1mm、长 1～2cm 的线状粘连带或幕状粘连,结核瘤密度较高且较均匀,有的结核瘤内可见钙化。结核瘤内的干酪样坏死物质液化并经支气管排出后可形成空洞,有时可见引流支气管。在结核瘤周围常可见卫星灶。

3.肺段或肺叶阴影

干酪性肺炎表现为肺段或肺叶实变,其中所见不规则透明区为急性空洞形成表现。有时可在同侧或对侧肺内见经支气管播散的斑片状边缘模糊阴影。在抗结核治疗下,渗出性病变较易吸收,增殖性病变不容易吸收,干酪性肺炎可吸收或纤维化,也可演变为慢性纤维空洞型肺结核。

4.空洞、纤维化

在胸片上于一个肺野或两个肺野内可见形状规则或不规则厚壁空洞,在其周围有较广泛的纤维索条状病灶及新旧不一的结节状病灶,病变同侧下方或对侧可见斑片状及结节状播散病灶。纤维病变广泛时,可使胸廓塌陷,肺门部血管及支气管向上移位,其血管分支近似垂直走行,状似垂柳。纵隔向患侧移位,无病变区域呈代偿性肺气肿,常伴有胸膜肥厚粘连。

(三)报告范例

(1)左肺尖、双肺上野可见斑片影、索条影,密度不均。胸廓对称,纵隔、气管居中。心脏形态、大小、位置正常。双侧膈肌光滑,肋膈角锐利(图 2-1-20)。

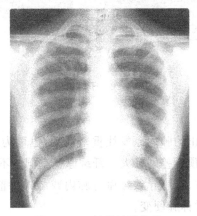

图 2-1-20　继发性肺结核

(2)右肺上野可见结节,边缘清楚,直径约 2.1cm,密度较高。胸廓对称,纵隔、气管居中。心脏形态、大小、位置正常。双侧膈肌光滑,肋膈角锐利(图 2-1-21)。

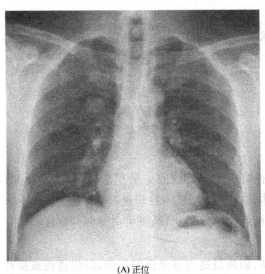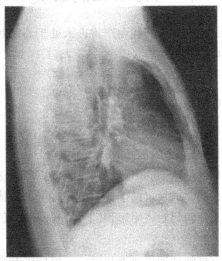

(A)正位　　　　　　　　　　　　(B)侧位

图 2-1-21　结核球

(3)右肺中上野见斑片状实变影,密度不均,部分密度较高。纵隔、气管居中。心脏形态、大小、位置正常。双侧膈肌光滑,肋膈角锐利(图 2-1-22)。

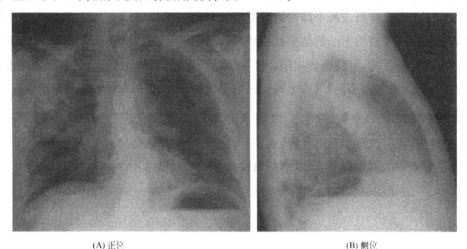

(A) 正位   (B) 侧位

图 2-1-22　干酪样肺炎

(四)特别提示

(1)继发性肺结核为已静止的肺内原发灶重新活动,也可为外源性感染所致,此型为成人肺结核中最常见的类型,病变预后差别较大。纤维厚壁空洞与不规则空洞、广泛纤维性病变及经支气管播散的病灶同时存在,也可导致经血行肺内或肺外播散。病变好转,空洞可闭合,肺内病变以纤维性病变为主体时称肺硬变。

(2)红细胞沉降率增加,痰结核杆菌检查阳性率高。当病变形成空洞及纤维化时,在临床上可有反复低热、咳嗽、咳痰、咯血、胸痛及气短,痰结核杆菌可阳性。

二十四、结核性胸膜炎

结核杆菌或其代谢产物进入处于高敏状态的胸膜腔中引起的胸膜炎症,临床上已排除其他原因引起的胸膜炎。

(一)检查方法

胸部正位片、侧位片。

(二)X 线征象

1.游离性胸腔积液

积液量达 250mL 以上,在胸部 X 线检查时可发现。胸腔少量积液时,可见肋膈角变钝,此时行胸部透视借助于体位与呼吸可见液体移动。较大量胸腔积液时,于下胸部或中下胸部可见大片均匀致密阴影,其上界呈外高内低的反抛物线形状,纵隔可向健侧移位。

2.肺底积液

立位胸部透视或摄片颇似一侧横膈升高,膈顶最高点移至横膈外侧,卧位透视或摄片可见患侧胸部呈均匀一致性密度增高影,横膈显示清楚,其位置及形态正常。

3.包裹性积液

包裹性胸腔积液多发生于胸腔中下方后部或侧面。呈单发或多发扁丘状或半球形边缘清楚阴影,具有胸膜外征。

4.叶间积液

叶间积液多与游离性胸腔积液或包裹性积液并存,也可单独出现。在正位胸片上呈边缘清楚的圆形或长椭圆形阴影,在侧位胸片上于水平裂或/和斜裂部位可见梭形边缘清楚阴影。

5.结核性胸膜炎并发支气管胸膜瘘时,可呈液气胸或包裹性液气胸表现

游离性液气胸呈横贯胸膜腔的液平面,包裹性液气胸时,于包裹性胸膜炎阴影内可见液平面。支气管胸膜瘘时出现的液气胸表现与胸腔抽液后形成的液气胸表现相同,应结合临床进行鉴别诊断。

(三)报告范例

(1)右肺中下野见大片均匀致密阴影,其上界呈外高内低的反抛物线形状。纵隔、气管居中。心脏形态、大小、位置正常。左侧膈肌光滑,肋膈角锐利(图 2-1-23)。

(2)双肺纹理增强,右侧膈肌影抬高,膈顶最高点移至横膈外侧。胸廓对称,纵隔、气管居中。心脏形态、大小、位置正常。左侧膈肌光滑,肋膈角锐利(图 2-1-24)。

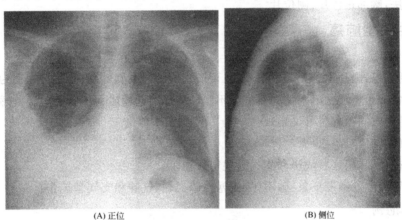

(A) 正位　　　　　　　　　　(B) 侧位

图 2-1-23　胸腔积液

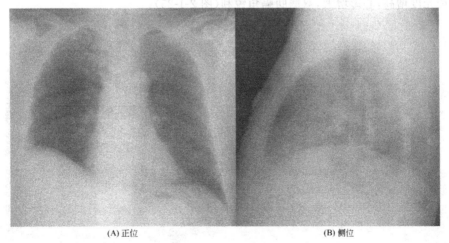

(A) 正位　　　　　　　　　　(B) 侧位

图 2-1-24　肺底积液

（四）特别提示

（1）胸膜炎可与肺结核同时存在，也可单独出现而无肺内病灶。位于胸膜下的肺内结核病灶直接蔓延，累及胸膜引起的胸腔积液常与肺结核同时存在。淋巴结内结核杆菌经淋巴管逆流至胸膜者可单独发生胸膜炎。结核性胸膜炎可见于任何年龄，儿童与青少年多见。

（2）干性结核性胸膜炎以发热及胸部剧烈疼痛为主要症状，深呼吸及咳嗽时胸痛加重，听诊可闻胸膜摩擦音。渗出性结核性胸膜炎多为单侧。渗出液一般为浆液性，偶为血性。胸水化验有利于鉴别胸腔积液性质。

二十五、支气管肺癌

肺癌的主要临床表现为咯血、刺激性咳嗽和胸痛。间断性痰中带有少量血丝是本病的重要临床表现。中央型肺癌的临床症状出现较早，且较周围型明显。当肿瘤发生转移后，根据转移部位出现相应的临床症状和体征。

检查方法：胸部正位片、侧位片。

（一）中央型肺癌

1.X 线征象

（1）早期肺癌：胸片上可无异常发现，也可表现为肺段或肺叶阴影，还可表现为因支气管阻塞引起的条状或小斑片状阻塞性肺炎或肺不张。肺癌引起的阻塞性肺炎可经抗感染治疗暂时吸收，但短期内在同一部位可又出现。

（2）进展期肺癌

①瘤体征象：肺门区肿块影和支气管狭窄或梗阻。

②支气管阻塞的继发征象：肺不张、阻塞性肺炎、肺气肿和支气管扩张。

2.报告范例

双侧胸廓对称，右肺纹理增多增粗，右肺上叶大片状阴影，下缘呈反抛物线状，右肺门影增大，左肺透光度增高，心影增大，双侧肋膈角锐利（图 2-1-25）。

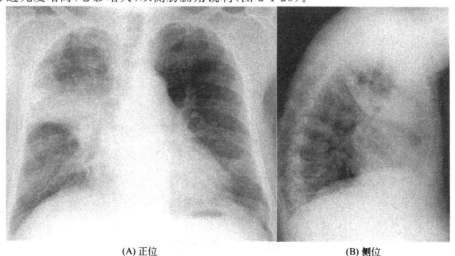

(A) 正位　　　　　　　　　　　　　　　　(B) 侧位

图 2-1-25　右肺中央型肺癌伴阻塞性肺炎

3.特别提示

有明显肿块及支气管阻塞征象可以明确诊断,其他的建议进一步行 CT 检查。

(二)周围型肺癌

1.X 线征象

(1)早期肺癌:胸片可以发现 5mm 左右病灶。

①实性结节:早期周围型肺癌中最常见的类型,占早期周围型肺癌的 80% 左右,胸片表现为 2cm 或 2cm 以下孤立的结节影,大多数边缘有毛刺、分叶或脐凹。

②磨玻璃密度结节:胸片上表现为 2cm 或 2cm 以下边缘模糊的斑片状阴影。

③空洞影:此型占早期周围型肺癌的 3% 左右。在胸片上表现为壁较厚且薄厚不均匀的小空洞,空洞壁外缘较清楚,有时可见分叶征。在动态观察上,2cm 以下的周围型肺癌一般增长较慢,可经过 3~6 个月,甚至 1 年时间增长不明显,而直径 3cm 以上的周围型肺癌增长较快,经过 3~6 个月可见较明显增大。

(2)进展期肺癌

①瘤体征象:周围型肺癌的肿块阴影多数有分叶或脐样切迹,边缘不规则,也可呈边缘平滑的无分叶球形阴影。

②邻近胸膜受侵征象:鳞癌侵犯胸膜多表现为限局性胸膜增厚,腺癌多引起胸膜凹陷。当肿瘤内形成大量瘢痕时,由于瘢痕收缩牵拉肿瘤表面胸膜形成胸膜凹陷。胸膜凹陷在 X 线片上表现为线样阴影和三角形阴影。

③胸部转移征象:肺内多发小结节病灶,也可表现为网线与粟粒结节的癌性淋巴管炎、肋骨破坏、胸膜肿块、胸腔积液、心包积液与肿块、纵隔及肺门淋巴结增大等。

2.特别提示

注意与肺炎性假瘤鉴别。

二十六、肺转移瘤

多数肺转移瘤患者首先有原发肿瘤的临床症状及体征。肺转移瘤病变较轻微的患者可无任何症状。主要临床表现为咳嗽、呼吸困难、胸闷、咯血和胸痛等。

(一)检查方法

胸部正位片、侧位片。

(二)X 线征象

(1)血行转移瘤为肺内多发结节影像,结节大小不等,可为多发大结节、1cm 以下小结节或粟粒结节。结节呈随机分布,可位于胸膜下、支气管血管束周围及肺内。结节的密度均匀,骨肉瘤转移可有钙化。

(2)淋巴管转移可为弥漫性或局限性分布,后者位于一侧肺或 1~2 个肺叶。常有小叶间隔增厚、支气管血管束增粗。肺内有多发小结节,主要位于胸膜下、支气管血管束周围及小叶间隔。

(三)报告范例

双侧胸廓对称,双肺可见多发散在圆形结节影,边缘较光滑,结节大小不等,分布不均,气管居中,双侧肺门不大,纵隔无移位,心影大小正常,双侧肋膈角锐利(图 2-1-26)。

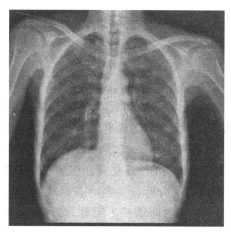

图 2-1-26　双肺多发转移瘤

(四)特别提示

注意与双肺弥漫性病变进行鉴别,如肺结核,如有原发肿瘤可明确诊断。

二十七、肺错构瘤

位于肺段以下支气管和肺内的错构瘤称为周围型错构瘤。发生在肺段及以上支气管内者称为中央型错构瘤。周围型错构瘤较多见,在肺内形成结节及肿块。中央型错构瘤阻塞支气管引起阻塞性肺炎和肺不张。较大的肿瘤可引起咳痰、咯血,并引起气短等压迫症状。

(一)检查方法

胸部正位片、侧位片。

(二)X 线征象

1.中央型错构瘤

引起支气管阻塞时在胸片上可表现为范围不同的阻塞性肺炎或肺不张阴影,如肺段实变阴影、肺叶实变阴影或片状阴影,经抗生素治疗,病变可以减轻,但多数不能完全吸收,有时可反复出现。

2.周围型错构瘤

肺内孤立结节或肿块影,以 2~3cm 多见,纤维型错构瘤瘤体较大。肿瘤呈圆形或椭圆形。边缘光滑清楚,也可呈波浪状,肿块的密度中等且均匀,软骨型错构瘤内可见爆米花样钙化,纤维型错构瘤内可有囊变。

(三)报告范例

双侧胸廓对称,右肺下叶背段可见结节影,边缘光滑清楚,内可见小点状钙化,气管居中,双侧肺门不大,纵隔无移位,心影大小正常,双侧肋膈角锐利(图 2-1-27)。

(四)特别提示

如有爆米花样钙化可明确诊断,和肺癌不能鉴别时,建议进一步行 CT 检查。

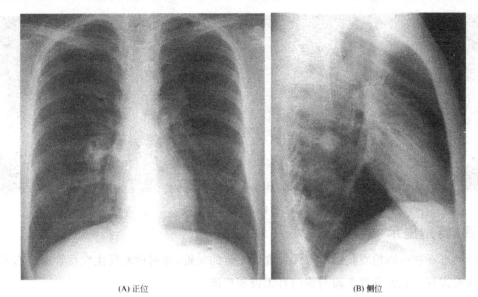

(A) 正位　　　　　　　　　　　　　(B) 侧位

图 2-1-27　肺错构瘤

第二节　食管疾病

一、反流性食管炎

反流性食管炎为最常见的食道炎症,常继发于食道裂孔疝,与食道裂孔疝互为因果。临床上可有胸骨后烧灼感,心绞痛样疼痛,返酸、嗳气等常见症状。发生溃疡可导致上消化道出血,晚期炎性狭窄可导致吞咽困难。

(一)检查方法

食管钡餐造影。

(二)X 线征象

食管下段轻微痉挛性收缩,可见第三蠕动波。轻度反流性食管炎管壁尚光滑规则,管腔可见轻度狭窄,连续大量服钡,狭窄段可以扩张至正常宽度,钡剂通过后,狭窄段重新出现;动态吞钡造影可见胃贲门处钡剂反流入食管内。中重度反流性食管炎可见食管管壁毛糙、黏膜增粗迂曲,可见星芒状及网线状小龛影及钡斑,管壁不同程度变形及不规则狭窄.重度甚至出现管壁僵硬征象。另外中重度反流性食管炎伴右胃食管裂孔疝改变,多为可复性疝。

(三)报告范例

食管轮廓欠光滑,下段黏膜增粗迂曲,管壁轻度扩张。动态吞钡可见贲门松弛,少量钡剂由贲门反流至食管(图 2-2-1)。

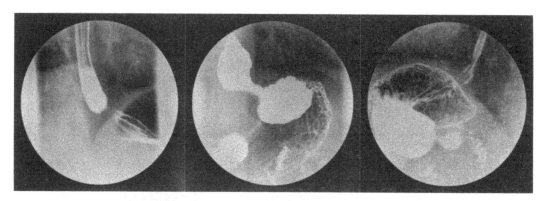

图 2-2-1　反流性食管炎

（四）特别提示

（1）动态吞钡造影检查是诊断有无胃食管反流的关键，亦对诊断反流性食管炎症有着重要意义，因而需仔细观察食管下段与贲门有无钡剂反流。

（2）中度反流性食管炎可出现较小的龛影及钡斑，病灶较微小，常为多发，管腔蠕动尚可，需仔细与早期及进展期食管癌相鉴别；重度反流性食管炎常见食管出现不规则狭窄及管壁僵硬等征象，单纯依靠钡餐造影较难与浸润性食管癌鉴别，需在报告结论中提示结合进一步镜检。

二、腐蚀性食管炎

腐蚀性食管炎是由吞服腐蚀性液体（强酸、强碱）所致的严重的食管炎性损伤，多有明确的病史。

（一）检查方法

食管造影。

（二）X 线征象

轻型的腐蚀性食管炎可见食管黏膜增粗紊乱；病变晚期部分轻型病变可以恢复正常或食管下管轻度狭窄，管壁可略僵硬，蠕动传导稍慢。而对于重型病变，早期可形成广泛狭窄，管壁不规则，出现小刺状、线状或斑片状糜烂或溃疡，晚期或陈旧期均有不同程度的管腔狭窄，多为明显狭窄，近端管腔可有扩张表现。严重者正常食管与狭窄交界处呈漏斗状或鼠尾状。食管黏膜损伤多样，可出现黏膜结构消失代之以不规则瘢痕样改变或黏膜明显增粗迂曲，甚至出现充盈缺损。食管穿孔可见造影剂流入纵隔内，形成食管气管瘘者则气管同时显影，并可以显示瘘道。

（三）报告范例

食管管腔明显狭窄，管壁略僵硬，食管蠕动缓慢，钡剂通过时管腔无明显扩张，钡剂通过不畅。黏膜像示各段管壁欠光整，黏膜粗糙紊乱，可见多处不规则条状、小点状积钡及小充盈缺损征象（图 2-2-2）。

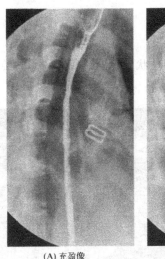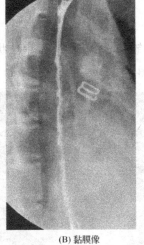

(A) 充盈像　　　　　　　　(B) 黏膜像

图 2-2-2　腐蚀性食管炎(硫酸烧伤,病变陈旧期)

(四)特别提示

(1)腐蚀性食管炎急性期为消化道造影检查的禁忌证。亚急性期为了解病变程度和范围,可在适当情况下,用碘水剂(如碘油或泛影葡胺等)做食管造影检查。慢性期或陈旧性病变复查如果临床上不考虑有穿孔或瘘管,可用稀钡进行检查。

(2)动态造影检查时,须让患者小口吞服造影剂,以防止造影剂通过狭窄段困难造成管管腔内局部张力增高而导致食管壁损伤。

(3)虽然腐蚀性食管炎的表现因病情程度的不同造影表现也存在一定的差异,但结合临床病史多不难做出诊断。

三、食管静脉曲张

食管静脉曲张分为上行性和下行性两型。前者主要是由门静脉高压所致,占绝大多数;下行性食管静脉曲张常由上腔静脉阻塞或纵隔纤维化缩窄引起。

(一)检查方法

食管造影。

(二)X 线征象

1.早期

食管中下段黏膜皱襞增粗,略显迂曲,管壁锯齿状。

2.中期

病变延至食管中上段,黏膜皱襞粗大扭曲,呈蚯蚓状,并可见串珠状充盈缺损,食管稍扩张,管壁轮廓凹凸不平,钡剂排空稍迟缓。

3.晚期

病变范围明显延长,可累及食管全段,出现明显的充盈缺损。管壁凹凸不平及管腔扩张、张力减低更为明显。可合并胃底静脉曲张。

（三）报告范例

食管中、下段黏膜皱襞增粗、迂曲，呈串珠状、蚯蚓状充盈缺损，管腔边缘呈锯齿状，管壁尚柔软，食管管腔扩张（图 2-2-3）。

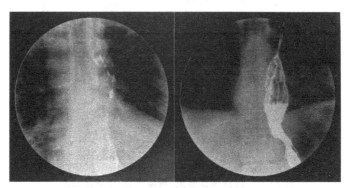

图 2-2-3　食管静脉曲张

（四）特别提示

（1）由于食管静脉曲张多为上行性，因而在临床上常有肝硬化、脾大、脾功亢进及腹水等门静脉高压等病史。

（2）有一种所谓静脉曲张样食管癌，易与静脉曲张混淆，前者有恶性肿瘤征象，如黏膜中断破坏、病变段与正常食管分界明显，常出现不同程度的狭窄和梗阻；而食管静脉曲张管壁柔软，罕见狭窄及梗阻征象。单凭一张摄片有时容易误诊，需要在透视下动态观察其管壁情况。另外，食管癌有进行性吞咽困难，而食管静脉曲张多有肝硬化病史。

四、贲门失弛缓

贲门失弛缓常见于 20～40 岁女性。病因是贲门处 Meissrer 及 Auerbach 神经丛的神经节细胞缺如或变性，导致食管下端与贲门丧失正常的弛缓能力，致食管慢性梗阻，梗阻上方食管明显扩大，蠕动消失。临床有哽噎感、心前区疼痛及呕吐。

（一）检查方法

食管造影。

（二）X 线征象

钡剂停留于梗阻部，有时可见到极少量的钡剂间歇地通过梗阻部，其上方的食管明显扩张、轮廓光滑，食管下端如漏斗状、萝卜根状或鸟嘴状；食管蠕动消失，有时可发现逆蠕动。

（三）报告范例

食管下段与贲门交界处管腔呈鸟嘴状变窄，病变范围约 5cm，钡剂通过受阻，病变上方管腔明显扩张（图 2-2-4）。

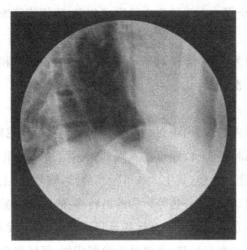

图 2-2-4 贲门失弛缓

(四)特别提示

检查时头低脚高位时可出现食管内容物反流。造影时用平滑肌松弛药后钡剂即可顺利通过,并显示正常的黏膜皱襞,此点可与食管下端的浸润性癌相鉴别。

五、食管癌

食管癌在胃肠道肿瘤中居第二位,在我国北方地区最多。患病年龄多在 40 岁以上,青少年亦有发病者。本病男性多于女性。

(一)病理

食管癌起源于食管黏膜,故多为鳞状上皮癌,少数为腺癌。腺癌来自食管下端贲门部之胃黏膜或 Barrett 食管。

1.早期食管癌

癌仅浸润食管黏膜及黏膜下层,不论有无淋巴结转移者称为食管表浅癌。其中无淋巴结转移者称为早期食管癌。可分为 3 型。①平坦型:癌肿限于黏膜层,既不隆起又不下陷,局部血管充血颜色较深。②轻微凹陷型:癌肿在黏膜呈糜烂或浅表性溃疡,溃疡边缘呈地图状或黏膜轻微隆起,病变局限于黏膜。③轻微隆起型:病变区黏膜稍肿胀隆起,呈颗粒状,邻近黏膜可中断或增粗,亦可伴有浅表糜烂,病变局限于黏膜下层以上。

2.中晚期食管癌

某医院曾将本病分为以下 4 种病理类型。①髓质型:约占食管癌总数的 60%,恶性程度最高。癌肿在管径内呈浸润性生长,可累及管壁周径的全部或大部,使管壁增厚。②蕈伞型:约占 20%,恶性程度最低。肿瘤为圆形或卵圆形,呈扁平状凸入管腔,形如蘑菇样。癌肿边缘与周围黏膜的分界清楚,且常有外翻征象。③溃疡型:约占 10%。癌肿大多向管壁外层生长,可形成大而深的溃疡,甚至形成瘘管。④缩窄型:约占 9%,恶性程度中等。癌肿在管壁内呈环形浸润,可累及食管的全周。由于肿瘤中纤维成分多,致使管壁增厚和管腔环形狭窄。肿瘤与正常组织间分界不清。

某医学院也曾将其分为 4 型:①浸润型,相当于上述的髓质型和缩窄型;②增生型,相当于上述蕈伞型;③溃疡型;④混合型。

3.食管癌的蔓延途径

可有以下几种。①壁内扩散:出现两个以上病灶。②直接侵犯周围组织:因食管无浆膜包裹,癌肿易直接浸润相邻器官。上段癌可侵入喉部、气管、颈部软组织其至甲状腺。中段癌可侵入气管、支气管形成食管气管瘘,其中少数可侵及静脉、胸导管、主动脉、胸膜、肺以及胸椎椎体等。下段癌可侵及贲门、膈肌及心包等。③淋巴转移:癌可通过黏膜及黏膜下淋巴管转移至区域或附近淋巴结。应注意中段者可逆行转移至膈下淋巴结,下段者转移至食管旁淋巴结、贲门淋巴结及胃左淋巴结。④血行转移:主要见于晚期病例,可转移到肝、肺、骨骼及肾脏等。

(二)临床表现

早期食管癌很少有症状,待肿瘤逐渐长大后才有症状出现。主要为持续性和进行性吞咽困难。癌肿侵犯喉返神经时可出现声音嘶哑、呼吸困难等。如病变位置较高或形成食管气管瘘,则造成患者进食时呛咳,并可继发呼吸道和纵隔炎症。

(三)X 线表现

一般除早期病变外,其诊断不难。早期食管癌必须采用低张双重造影。为了防止遗漏食管壁的轻度局限性僵硬,大量钡剂充盈法是不可缺少的。

1.早期食管癌

可归纳为 5 种征象:①食管黏膜增粗、中断和迂曲;②在增粗的黏膜面上形成小溃疡,大小从 0.2cm×0.2cm 至 0.4cm×0.4cm;③局限性小的不规则充盈缺损,大小从 0.5cm×0.5cm 至 0.5cm×2.0cm 左右;④食管管壁局限性僵硬;⑤食管运动功能障碍。

2.中晚期食管癌

食管癌浸润达肌层后,X 线表现日趋明显。X 线表现归纳如下:①管腔内充盈缺损及狭窄,可伴有龛影(图 2-2-5);②正常黏膜纹消失,代之以黏膜纹紊乱、中断及破坏;③病变区管壁僵硬、扩张受限、蠕动减弱以至消失,为癌肿浸润肌层的结果;④钡剂通过受阻及排空障碍。

3.不同类型食管癌的 X 线特点

(1)髓质型:病变范围一般较大,管腔内可见明显的不规则充缺。管腔显著狭窄。上部食管常呈扩张状态。由于病变向外生长,可见梭形软组织肿块。

(2)蕈伞型:管腔内有低平不规则充缺。充缺表面常有浅表龛影。病变晚期才出现管腔明显狭窄,且多为偏侧性。

(3)溃疡型:为大小形态不同的龛影。龛影深入食管壁,其至超出食管轮廓外。如溃疡边缘隆起者,亦可出现"半月征"。钡剂通过无明显受阻。

(4)缩窄型:病变处食管呈环形狭窄或呈漏斗状梗阻。病变范围较小,约为 3～5cm。管壁僵硬,边缘多较光滑,钡剂通过高度受阻,致使上部食管显著扩张。可在黏膜下生长,发生在下端者易误诊为贲门失弛缓症。

(5)混合型。

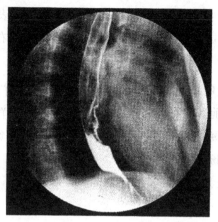

图 2-2-5　食管癌

食管下段不规则充盈缺损,充缺表面有不规则龛影

4.诊断食管癌时应注意的问题

①食管癌穿孔和瘘管形成:常见的为食管气管瘘,约 1/4 可发生气管瘘,常见部位为左主支气管,有时可显示造影剂进入左主支气管,亦可仅表现为肺部感染。必须注意排除由于吞咽功能降低,使造影剂流入气管。癌肿穿入纵隔可造成纵隔炎症或脓肿,而致纵隔增宽。癌肿亦可穿入胸膜腔形成脓胸。②食管癌淋巴转移:上段食管癌可转移至上纵隔淋巴结,引起上纵隔增宽。中段食管癌可转移至隆突下淋巴结。在淋巴转移表现突出,而食管本身改变轻微的情况下,易将食管癌误诊为纵隔占位,这时食管亦可移位。同样,如纵隔占位与食管壁紧密粘连或侵及食管壁,亦可将纵隔占位误认为食管癌或其他肿瘤。③蕈伞型食管癌边缘与周围黏膜分界清楚,钡剂通过受阻不显著,甚至对侧管壁较柔软,但充缺形态不整,常有表浅溃疡,勿误认为良性肿瘤(如平滑肌瘤)。④癌肿向腔外生长明显时,出现纵隔软组织肿块。

第三节　胃部疾病

一、先天性肥厚性幽门狭窄

由胃的幽门环状肌先天性高度肥厚引起的幽门狭窄,伴有不同程度的梗阻,称为先天性肥厚性幽门狭窄。

(一)病因病理

本病病因不明,可能与幽门管通过受阻,引起幽门肌肉代偿性肥厚;或由于幽门肌间奥氏神经丛发育不全或变性而致幽门肌肉开放不良;或由炎症刺激、功能失调等原因引起幽门管通过受阻。病理可见幽门环肌增厚肥大，并逐渐向正常胃壁移行，在十二指肠侧突然终止于十二指肠的起端。肿块一般长约 2～3cm，直径 1.5～2.0cm，肥厚的肌层厚约 0.4～0.6cm。

（二）临床表现

男性远较女性发病率高，约 8～9∶1。少数有家族史。主要表现为呕吐，多开始于出生后 2～3 周，少数第 1 周内发病，呈进行性加剧。呕吐物不含胆汁。右上腹可触及坚硬肿块。

（三）X 线表现

检查时让患儿用奶瓶吸吮钡剂后以俯卧位观察为佳。①幽门部狭窄变形：幽门管狭窄延长，并于球基底部及胃幽门前区见有蘑菇样充盈缺损，其间为线样管道为诊断本病的最可靠 X 线征象。②胃扩张、排空迟缓：平片即可见胃充气扩张，下缘低于第 2 腰椎水平，其内可见斑片状、泡沫状胃内容物。③小肠和结肠充气减少。

钡餐检查可见到以下较为特征的 X 线征象。

1.幽门线样征

幽门呈一线状影，呈凹面向上的弧形或直线状，长 1.5～3.0cm，代表狭窄的幽门管。

2.双肩征

幽门管狭窄，于十二指肠球基底部及胃窦幽门前区见有蘑菇样充缺，形成所谓"双肩征"。幽门肿瘤可有类似表现。

3.毛刺胃窦征

肥厚性幽门狭窄的狭窄段轮廓呈毛刺状，局部蠕动消失。这是由于肌纤维群不均匀肥厚所致。

4.鸟嘴征

钡剂在幽门前区未进入狭窄的幽门管或幽门管完全梗阻，显影似鸟嘴状。

5.幽门乳头征

显示梗阻的胃窦及其在胃窦小弯向外突起，似乳房及乳头。此突起是由于持续性蠕动企图通过梗阻段而形成，又称幽门"小突征"。

6.幽门双轨征

程度较轻的幽门肥厚性狭窄，幽门管变扁平，钡剂涂布在幽门管的两侧所形成。

（四）鉴别诊断

本病应注意与幽门痉挛鉴别。后者为暂时性，开放时可达正常，幽门不延长、肥厚，无胃扩张，无肿块可及。

二、胃憩室

胃壁局限性向外膨出的囊袋状结构称为胃憩室，本病少见。

（一）病因病理

分先天性及后天性两种。先天性者多位于胃贲门区近小弯侧后壁，是因此处为胃壁生理性薄弱点,缺乏肌层所致。后天性多发生于幽门附近,常为胃周围淋巴结等炎性瘢痕粘连牵引所致。大多数单发。病理分为 3 种类型。①真性憩室:憩室壁具有胃壁各层结构。②假性憩室:憩室壁无肌层参与。③壁内憩室:即胃黏膜面突入胃肌层内,未超过浆膜面,此种憩室十分少见。

(二)临床表现

多无症状,有的亦可引起上腹部不适,当有并发症时可产生溃疡、出血或穿孔等症状。

(三)X 线表现

先天性多位于贲门区上下的小弯侧或后壁,多呈圆形或椭圆形,有窄颈囊袋样突出(大者可呈长袋状下垂),排空差,易并发炎症。后天性者多位于幽门附近,由于多为炎性粘连牵拉所致,故多为宽颈;排空可。憩室大小多在 2.0~3.0cm,有的长径可达 6.0cm。壁内憩室多在胃窦部大弯侧,直径不超过 1.0cm,底浅平光滑,颈部较窄,随着胃的舒缩可有变化。

无论是何种性质的憩室,憩室内有正常黏膜纹与胃黏膜纹相连续,壁光滑柔软,是与胃溃疡及胃癌的重要鉴别依据。

三、急性胃炎

急性胃炎的病因,可分为两大类:急性外因性胃炎和急性内因性胃炎,前者系由饮酒、过食或服用药物、腐蚀剂等化学性或(和)物理性刺激所致之急性胃炎;后者系指胃部细菌感染所致之急性胃炎,如化脓性胃炎,为蜂窝组织炎等。病理改变轻重不一。可有充血、水肿、糜烂、黏膜剥离,乃至溃疡和出血等变化。胃壁常因炎性浸润而增厚、变硬。强酸强碱所致之腐蚀性胃炎,多深达肌层,甚至引起胃穿孔;晚期可导致纤维增生,胃腔狭窄。

根据病因不同,临床表现不一,了解发病前所服伤害物质至关重要。一般在进食后数小时突然发病,多有上腹剧痛、拒食、恶心和呕吐。呕吐物中可混有胆汁和血液。化脓性感染可有白细胞增多。一般急性胃炎,数日后可以缓解。

影像学表现:腹部平片常见胃内充气、胃壁增厚。如为产气性细菌感染或气体自破溃处进入胃壁,可见胃壁内黏膜下或浆膜下层排列和集聚的小气泡。穿孔时则见气腹征。

急性胃炎一般依靠临床症状、病史可以做出诊断,不需 X 线造影检查。近年来,通过胃镜与 X 线造影相印证,有报道钡餐造影表现可分为三型:①水肿型:胃角至前庭部黏膜高度增厚,胃窦缩窄,但加压时黏膜和胃壁仍可变形,与浸润型胃癌不同,此型恢复较快;②出血糜烂型:除水肿型所见外,胃壁硬化比较明显,在双对比造影时,黏膜内有散在的出血点,钡剂呈斑片状附着不良,随访观察一周左右可以恢复正常;③急性溃疡型:除上述两型表现外,加压和双对比检查可见多发不整性状的浅表龛影。此型恢复较慢,需一个月左右时间。应结合急性胃炎病史,注意与多发性胃溃疡鉴别。

四、慢性胃炎

慢性胃炎病因不明,分类不一。通常按 Schindler 分类,分为浅表性、萎缩性和肥厚性三种。其中以浅表和萎缩性最为多见，肥厚性者十分少见。浅表性者可演变为萎缩性胃炎,后者又常伴有增生,形成萎缩增生性胃炎。X线检查难以做出与病理分类一致的诊断。

萎缩性胃炎:病理上有胃腺萎缩、减少或消失。黏膜固有层有炎性细胞浸润、水肿,并常有淋巴滤泡肿大和肌板肥厚。根据固有腺、腺窝上皮的萎缩和增生情况不同,以及有无肠上皮化生,可分为三种类型,即萎缩性胃炎、萎缩增生性胃炎和肠上皮化生。多数情况三者混杂共存,并以胃窦部的改变最为明显。

临床上多无特异症状,其表现与病理改变程度并不一致。一般无疼痛,多有胃部胀满和不适感。可有胃液分泌量减少和低酸。

(一)影像学表现

轻度萎缩性胃炎可无变化。中、重度者可有以下表现:①由于肌层肥厚,可见胃窦收缩、张力增高,窦腔狭窄,失去圆隆外观;②胃窦黏膜皱襞增粗或粗细不均及走行迂曲,可为环形或斜行;③多发增生性息肉,有时排列成行如玉米穗状;④胃小区增大,有者可达 5～6mm,大小不均,呈鹅卵石样,胃小沟增宽、模糊、毛糙。

(二)鉴别诊断

加压和双对比造影检查如有上述③④两项改变,可提示本病的存在,结合胃镜活检,可以判明病变程度。胃窦收缩狭窄和炎症性黏膜增粗应与浸润型胃窦癌相鉴别。前者低张造影狭窄部可以扩张,黏膜虽迂曲紊乱但仍有连续性和可变性,以及狭窄与正常胃壁之间分界不清,呈逐渐移行表现等,与浸润性胃窦癌不同。

五、胃黏膜巨大皱襞症

胃黏膜皱襞的宽度因人而异,并有一定可塑性。当胃腔充分伸展,而黏膜皱襞大于 10mm 时,称为巨大皱襞症。其中伴有胃液分泌过多和低蛋白血症者,称为 Menetrier 病。后者在组织学上可见上皮和腺体细胞增生及圆形细胞浸润,腺体基底部扩张,有时正常的主细胞和壁细胞可为分泌黏液的细胞所代替。病变多发生于胃底和胃体部,并以大弯部为主。胃窦部比较少见。

本症相当少见。多见于中年,男女之比约为 3:1。Menetrier 病,临床上可有胃部不适、隐痛、浮肿及消化道出血等。约半数以上血浆蛋白低于 5.9g/dL,多数有低酸或无酸。

影像学表现:可分为限局型和弥漫型,以后者多见。充盈像胃大弯呈粗锯齿状,蠕动和柔韧性基本正常。胃腔无狭窄。双对比像可见黏膜增粗、迂曲,状如脑回。低张、大量充气也不能展平。加压检查,因黏膜仍有弹性,可见迂曲的黏膜变形,这与浸润型胃癌不同。发生于胃底部者应与静脉瘤区别,后者多与食管静脉曲张并存,并有门脉高压。

六、糜烂性胃炎

糜烂性胃炎为黏膜表面的炎性组织缺损。可分为两型:平坦型和隆起型。前者与周围黏膜等高或稍有凹陷,常为多发,外形多样,可为点状或不整形,低部发红或附有白苔;后者呈小圆形隆起,顶部因有糜烂而轻微凹陷,因而亦称疣状胃炎,可单发多数为多发,主要分布于胃窦部。两型也可混合存在,但以隆起型多见。

临床上以 30～60 岁多见,男性多于女性。常有烧心、胃胀、胃痛及出血等症状。合并溃疡者则多表现为胃或十二指肠溃疡症状。

影像学表现:平坦型者显示比较困难。在双对比造影像上,表现为边缘模糊的斑片状浅淡影,胃小区结构模糊或消失。糜烂境界不清,周围无黏膜纠集,与Ⅱc型早期胃癌不同;隆起型者在加压或双对比造影检查时,可见直径 5～10mm 的圆形透光区,其中心部有点状钡斑,为中心糜烂凹陷的投影,称为"靶征"(图 2-3-1)。病灶多集聚于胃窦部,在黏膜皱襞上呈串珠状,排列成行。多发的"靶征"和排列特点为本病特异性表现,据此可以做出诊断。经随访观察证明,此型糜烂可在数日内消失,亦可长期持续存在。

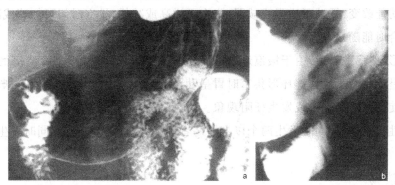

图 2-3-1 糜烂性胃炎

胃体、胃窦广泛圆形透光区,中央可见点状钡斑,压迫相显示更加清楚

七、胃溃疡

胃溃疡是胃的常见病变,多数发生于胃小弯,可以单发,也可以多发,根据形态不同有圆形溃疡、线状溃疡等。

(一)检查方法

上消化道双对比造影。

(二)X 线征象

1.良性溃疡

(1)直接征象:显示溃疡本身形态。

①切线位显示龛影,突出于胃轮廓外的龛影提示良性,小者呈锥状,大者呈乳头状,边缘光滑整齐,底部较平整。

②胃体前后壁的溃疡于正位或轴位加压点片或气钡双对比片上显示为圆形或类圆形的轮廓光滑整齐的钡斑。

③切线位或正位片上,龛影口部表现为一圈密度减低的线状影,为周围黏膜水肿所形成,

称为黏膜线征或称 Hampton 线,如黏膜线较宽则称为项圈征,龛影口部狭小时称为狭颈征,以上黏膜线征、项圈征和狭颈征均为良性溃疡的直接征象。

④溃疡口部的纤维收缩常使周围黏膜向龛影纠集,其排列均匀呈放射状,直达龛影口边缘。

⑤在气钡双对比造影片上还可发现线形或杆形龛影,线形者宽约 0.1cm,长约 1cm;杆形者宽约 0.2～0.3cm,长约 0.5cm,常为溃疡愈合过程中的表现。

(2)间接征象:显示功能性改变。

①痉挛性改变:胃腔轮廓出现深浅不一的切迹,大弯侧明显,切迹的小弯侧常可触及一固定压痛点,估计为龛影所在,此切迹可视为龛影的指示器。

②分泌液增加:有大量空腹滞留液,立位检查胃腔内可见液平面,吞入钡剂后见钡剂下沉而不易与黏膜附着。

③其他功能改变:蠕动可增强或减弱,张力可增高或减低,排空时间可加速或减缓,溃疡趋于好转或愈合时能随之减轻。

④胃变形:溃疡愈合后,由于瘢痕形成可引起胃变形与狭窄,如胃小弯溃疡的瘢痕收缩使胃小弯缩短呈蜗牛形。胃体部环形狭窄时胃呈葫芦状,称葫芦形胃或沙钟胃。幽门区溃疡瘢痕较多时可使幽门狭窄变形或发生梗阻现象。

⑤多发性胃溃疡:胃同时发生两个以上溃疡者极少见,胃与十二指肠同时发生溃疡称复合性溃疡。

2.恶性溃疡

(1)龛影变得不规则,四周透明带加宽,宽度不一,呈环堤形,又因形如弯月而称半月征。

(2)龛影周围出现小结节状充盈缺损,如指压迹状,称指压迹征。

(3)龛影口部周围的黏膜皱襞呈杵状中断。

(4)虽经适当治疗但效果不佳,复查可见溃疡面增大。

(三)报告范例

(1)胃体小弯侧见一类圆形龛影,边缘光整,周围黏膜水肿,可见黏膜线征(图 2-3-2)。

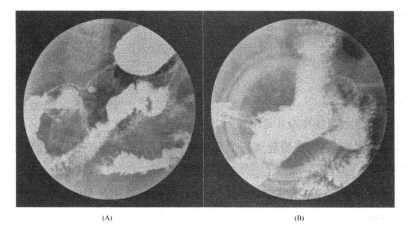

(A)   (B)

图 2-3-2 良性胃溃疡

（2）胃小弯侧见一较大不规则龛影，切线位充盈相示其位于胃轮廓之内，周围可见环堤；溃疡底凹凸不平，溃疡口可见指压迹征，周围黏膜破坏、中断，邻近胃壁僵硬（图 2-3-3）。

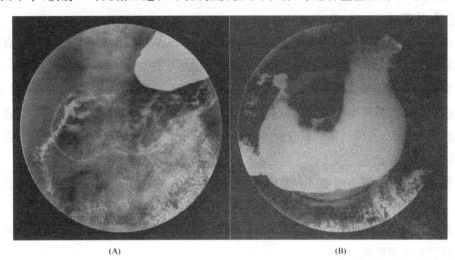

(A)　　　　　　　　(B)

图 2-3-3　恶性胃溃疡

（四）特别提示

上消化道双对比造影对于胃溃疡的良恶性鉴别有着重要的意义。根据二者典型的影像学征象一般不难做出鉴别，需要强调的是对于龛影显示及摄片。一般来讲，需要至少一张黏膜相来显示溃疡周围黏膜情况，至少一张龛影切线位的充盈相显示龛影与胃轮廓关系（位于胃轮廓内还是外）、龛口大小、龛底光滑程度等。另外，使用流动法使钡剂流过溃疡所在黏膜面，令钡剂积聚于溃疡处，可较为准确地显示出溃疡的轮廓及大小。

八、胃癌

胃癌是消化系统最常见的恶性肿瘤，一般发病年龄在 40～60 岁。临床上早期症状不明显且缺乏特异性，可有上腹部隐痛不适，食欲缺乏等。进而出现恶心呕吐，常吐出棕褐色食物残渣。晚期出现贫血、上腹肿块、恶病质、粪便潜血持续阳性等。

（一）检查方法

上消化道双对比造影。

（二）X 线征象

1.早期胃癌

（1）Ⅰ型表现为小圆形充盈缺损，表面毛糙不平。在气体衬托下可见微小的丘状或颗粒状类圆形致密影。

（2）Ⅱ型可出现低凹积钡影，形态不规则，界限清楚，切线位片呈小的尖刺状突出影，深度约 5mm 左右。

（3）Ⅱb 型在造影片上很难发现甚至不能发现；Ⅱa 型与Ⅱc 型发现率也不高，在良好的双对比造影片上表现为胃小区消失或黏膜面失去正常均匀结构。少数情况下可见多发肿瘤，不同分型，即使同一病变，也可以有不同分型混合存在。

2.进展型胃癌

(1)增生型胃癌表现为胃腔内充盈缺损，直径 3～4cm，轮廓不规则，高低不平，有时有分叶，黏膜皱襞破坏、中断，可触及包块，有时可见很大的坏死性龛影，边缘不规则。

(2)溃疡型胃癌的龛影浅而大，位于胃轮廓之内，形态不规则，位于胃小弯者多呈半月形，外缘平直，龛影周围有宽窄不一的透亮带即所谓环堤，环堤内常可见到结节状或指压迹状充盈缺损，尖角指向胃腔，周围纠集的黏膜纹邻近龛影处截断，可见截断状、杵状、融合状、不规则削尖状改变等。

(3)浸润型胃癌表现为病变区胃壁僵硬、轮廓平坦、蠕动消失、形态固定、皱襞僵直和胃腔狭窄。

(4)混合型胃癌则表现为既有溃疡形成又有胃壁僵硬或既有不规则的充盈缺损又有不规则龛影，黏膜粗大而僵硬。

(5)贲门癌解剖位置特殊，当胃泡充气或双对比造影时，于胃底贲门区可见不规则软组织块影，多呈分叶状或半球形，发生溃疡时龛影不规则，可表现为杂乱粗大的皱襞中残留的一簇不规则钡影，形态固定；贲门癌常侵犯食管下端，致管腔变窄、变硬，黏膜破坏、中断，钡剂通过不畅，入胃时钡剂绕过块影出现分流。

(三)报告范例

胃窦张力增高，胃壁僵硬，胃窦大弯侧黏膜破坏，并见不规则龛影，周围黏膜中断、破坏（图 2-3-4）。

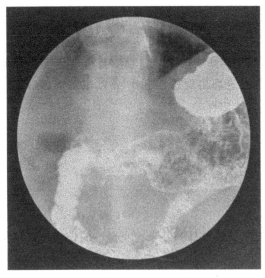
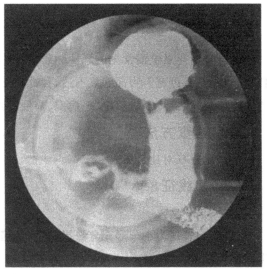

(A)   (B)

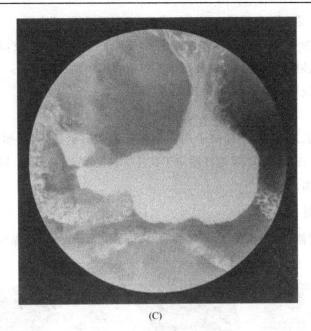

(C)

图 2-3-4　进展期胃癌（Ⅲ型）

（四）特别提示

进展期胃癌不同的病理类型造影表现均较为典型，做出诊断并不难；而对于早期胃癌，特别是早期Ⅱ型胃癌，钡餐造影检查灵敏度不佳，在检查时要特别注意胃壁是否柔软，蠕动情况是否正常，钡剂涂抹良好时仔细观察胃小区结构是否正常，有无消失，发现异常情况提示结合镜检。

虽然胃癌较少发生于胃大弯侧，但对于胃大弯侧出现的异常改变，如局限性胃壁延展不良甚至僵硬等，应高度怀疑恶性可能，特别是对于胃大弯侧出现的龛影，即使缺乏明确的恶性征象（如环堤或指压迹征等），也需要提示结合镜检除外恶性。

九、胃间叶源性肿瘤

胃间叶源性肿瘤是指发生在胃部的非上皮性、非淋巴组织起源的肿瘤，包括平滑肌瘤、平滑肌肉瘤，胃间质瘤、神经源性肿瘤、脂肪瘤及血管瘤等。临床早期无特异性症状，典型者表现为腹痛、腹部包块、胃出血、发热、消瘦等。

（一）检查方法

上消化道双对比造影。

（二）X 线征象

1.平滑肌瘤与平滑肌肉瘤

（1）腔内型表现为胃内球形或半球形充盈缺损，充盈缺损中央可见龛影，单发或多发，多发较为常见，周围黏膜可出现纠集；平滑肌肉瘤龛影大而不规则，龛影周围黏膜皱襞消失，龛影正面观呈脐状,称为"靶征"或"牛眼征",切线位观呈"3"字征或反"3"字征。

(2)腔外型表现为胃轮廓受压内陷,胃壁连续,胃黏膜皱襞聚集靠拢,相应胃轮廓变形、受压移位,在透视下变换体位可见胃壁受压凹陷相对于胃部较固定。

(3)腔内外型表现介于腔内型、腔外型二者之间。

2.间质瘤

表现为形态规则、边界清楚、倾向于向腔内生长者多提示良性,且瘤体最大径一般小于5cm;而最大径超过5cm、形态不规则且倾向于腔外生长提示恶性可能。胃间质瘤多发生于胃体或胃底,少见于胃窦。

(三)报告范例

胃底贲门区小弯侧可见一向腔内隆起的病变,边界光滑清楚,周围黏膜未见明确破坏改变(图 2-3-5)。

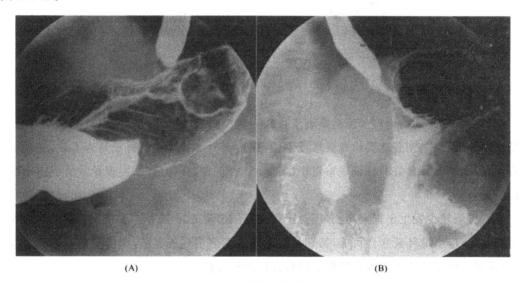

(A)   (B)

图 2-3-5　胃间叶源性肿瘤

(四)特别提示

在上消化道气钡双对比造影检查中发现胃间叶源性肿瘤难度并不大,但须除外胃外组织压迫所造成的压迹。单纯依靠钡餐造影区分肿瘤的良恶性有一定困难,须结合 CT、MRI 及病理学检查。

十、胃息肉

息肉病具有遗传倾向。临床上胃息肉一般无自觉症状,有时仅有上腹部不适。息肉发生糜烂或溃疡时可以出现呕血及黑便。

(一)检查方法

上消化道双对比造影。

（二）X 线征象

1.炎性息肉

常多发，数个至数十个，直径多小于 1cm，高度低于 0.5cm，造影表现为圆形边缘光滑的充盈缺损影、环形影，双对比造影可见息肉表面涂有钡剂，勾勒出其轮廓。可见悬滴征。

2.腺瘤性息肉

直径多大于 1cm，比炎性息肉高，基底较宽或带蒂，一般呈圆形或椭圆形边缘光滑的充盈缺损，息肉处黏膜皱襞展平，也有的表面不光滑，呈颗粒状。多见于胃窦部小弯侧，腺瘤性息肉周围黏膜正常，胃壁柔软，蠕动存在。胃窦部息肉如果蒂较长时可以脱入十二指肠，球部出现充盈缺损。

3.家族性息肉病

除胃内有多发息肉外，小肠和结肠也有多发息肉，造影见成串密集分布的边缘光滑的充盈缺损，双对比造影甚至可呈网格状。

（三）报告范例

胃体后壁见腔内隆起性病变，大小约 0.8cm，边缘光滑（图 2-3-6）。

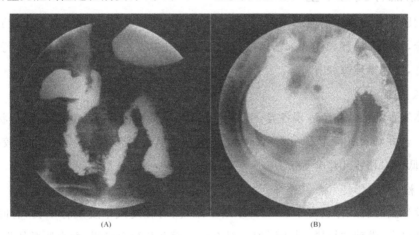

(A)　　　　　　　　　　　(B)

图 2-3-6　胃息肉

（四）特别提示

家族性息肉病为胃肠道的多发息肉，其造影表现可为胃部的弥漫性网格状影，常易被误认为胃黏膜面病变，因而对于临床而言，疑似家族性息肉病的患者最好行全消化道造影检查。

第三章 颅脑疾病 CT 诊断

第一节 先天性畸形

一、胼胝体异常

胼胝体是双侧大脑半球最大的联合,于胚胎第 12 周形成,18～20 周发育完全。所以在胚胎 20 周前,受到各种原因的损害,均可引起发育异常,包括胼胝体发育不良,脂肪瘤等。

(一)胼胝体发育不全

胚胎期胼胝体发育自前向后完成,大脑前动脉供血区缺氧、炎症或梗塞都可导致胼胝体部分发育不全,70%在压部和体部。基因遗存障碍使横过中线的胼胝体联合纤维移行受阻,引起完全不发育,常伴半球纵裂囊肿。

1.临床表现

胼胝体发育不全的临床表现各异,单独部分发育不全可无症状。最常见的症状是癫痫和智力障碍。合并 Chiari 畸形、Dandy-Walker 综合征等其他畸形,临床症状较重、较多,如脑癫痫,周期性低体温和婴儿痉挛等。

2.CT 检查

典型较严重的胼胝体发育不全,CT 诊断不难,但对轻度或中度发育不良,有时由于层厚较厚或间隔过大,横轴位扫描,易于漏诊。对有神经运动和智力障碍,疑有胼胝体发育不全者,扫描时应在Ⅲ室和侧室水平将层厚减薄到 3～5mm 连续扫描。较大的儿童或成年亦可用 8～10mm 层厚,但如有怀疑,仍需减薄到 3～5mm。冠状位有利于判断Ⅲ室的位置。重建或直接矢状位,更易显示胼胝体全貌,一般不用增强扫描,但可提供另外有用信息。

3.CT 表现

典型的胼胝体发育不全的 CT 表现如下:①大脑纵裂增宽与第三脑室前部相连。②双侧侧脑室扩大、分离。③第三脑室扩大上升位于侧脑室之间。④室间孔不同程度的扩大和分离。其中①为最常见和最可靠的直接征象,②、③和④为间接征象。

双侧脑室分离,第三脑室扩大、上升、介于双侧脑室之间,形似蝙蝠翼状(图 3-1-1)。

胚胎发育的生理性脑积水,随着脑组织生长脑室逐渐变小,当脑组织生长局部或普遍性受损害时,则导致局部或普遍性脑室扩大。胼胝体大多发育不良,引起枕角不成比例的明显扩大。脑回呈放射样排列的大脑半球侧面,神经组织折叠,阻止了双侧脑室的靠近,使脑室分离,过量的脑组织形成(多小脑回)或侧脑室内侧面,特别是靠近额角,脑组织的距离减少,使脑室分离,特别是额角前部变窄,如临近白质发育不良,导致额角呈茎样,正常胼胝体纤维呈水平状排列,胼胝体发育不全时,呈纵向排列,所以侧脑室内缘光滑,大致呈双互平行走向。由于胼胝体外侧束的压迹可使侧脑室内缘凹陷。异位神经组织聚集,阻止了放射状纤维迁移,使脑室外侧壁不规则。间脑发育不良导致Ⅲ室扩大和上升。神经组织,主要是白质发育不良,引起大脑半球纵裂增宽。

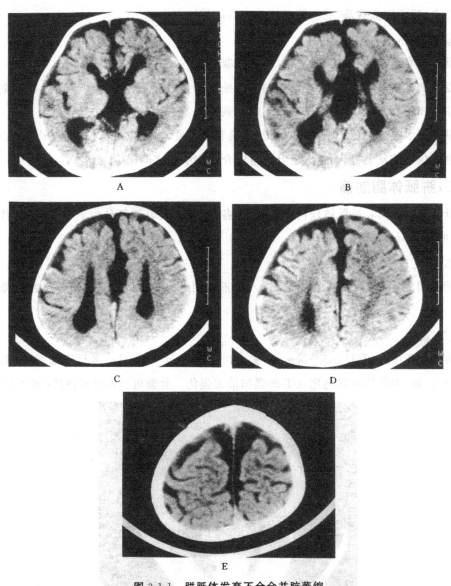

图 3-1-1 胼胝体发育不全合并脑萎缩

男,1岁。A.Ⅲ室扩大,上升,大脑半球纵裂增宽,直达Ⅲ室前部,双侧额角呈茎样,相互分离,双侧枕角扩大。B.第Ⅲ脑室扩大、上升,位于双侧室之间,双侧室呈蝙蝠翼样。C.双侧室内缘光滑、互相平行走向。D、E.大脑半球纵裂明显增宽,脑沟增宽。

胼胝体发育不全可单独存在,亦可合并大脑半球纵裂囊肿,胼胝体脂肪瘤等其他畸形。

虽然 CT 平扫足以能够诊断,不必用增强扫描,但有时为了鉴别诊断,偶尔行增强扫描,亦可获得其他有用信息。CT 增强扫描显示大脑内静脉分离,紧靠扩大的第Ⅲ脑室外壁。正常大脑大静脉由于胼胝体压部呈曲线样,当胼胝体压部发育不良或不发育时,大脑内静脉的曲线变扁。胼周动脉相互靠近,平行走行,直达Ⅲ脑室前部,在矢状位,其弯曲度减少,呈波浪样走行,室间孔脉络丛交角变锐,达 35°~40°(正常 45°~70°)。

胼胝体前部发育不良较为少见,因为胼胝体的发育自前向后,通常不可能有单独胼胝体前部发育不全,除非因血管病、感染等破坏所致的前部缺损。

4.鉴别诊断

胼胝体发育不全的 CT 表现特异,诊断不难。

广泛缺血低血氧脑病,引起广泛脑白质疏松,同时可侵犯胼胝体,使半球纵裂增宽,CT 表现很像胼胝体发育不良,二者鉴别有赖于临床病史。

大脑半球纵裂囊肿位于中线,边界锐利,脑脊液密度,横轴位难与扩大上升Ⅲ室鉴别,冠状位显示囊肿位侧脑室上方,而扩大上升的Ⅲ室介于侧脑室之间。

(二)胼胝体脂肪瘤

胼胝体脂肪瘤可在胼胝体任何部位,大小各异,50%合并胼胝体发育不良,50%伴颅骨缺损,较大的脂肪瘤,包绕大脑前动脉。

1.临床表现

小脂肪瘤无症状,大脂肪瘤压迫、侵入邻近脑组织,临床上有头痛、癫痫、智力障碍和偏瘫等。

2.CT 表现

脂肪瘤位于中线,直径 0.5~5cm 不等,CT 值−10 至−100Hu,多见于膝部或(和)体部,肿瘤包膜或(和)中部均可有钙化,CT 增强扫描无强化。骨窗可显示骨质缺损(图 3-1-2)。

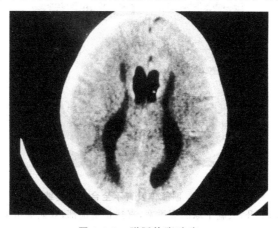

图 3-1-2 胼胝体脂肪瘤

CT 显示胼胝体膝部有−2cm×3cm,边缘清楚,低密度肿瘤,CT 值−96Hu,双侧侧脑室分离。

3.鉴别诊断

胼胝体脂肪瘤 CT 表现典型,诊断不难,根据其 CT 值脂肪密度易与纵裂囊肿和皮样囊肿鉴别,后者密度较脂肪瘤高。

二、Dandy-Walker 畸形

Dandy-Walker 畸形包括:①小脑蚓部发育不良。②后颅窝大囊肿与扩大的第四脑室相通。③脑积水。④横窦、窦汇和小脑幕高位。

以往认为 Dandy-Walker 畸形是由第四脑室侧孔和麦氏孔闭塞所致。但是单独的Ⅳ脑室出口闭塞不能解释畸形的成因。因为有的病例第四脑室出口是通畅的,气颅造影时,气体可进入第四脑室。近来认为其成因是由于第四脑室顶膜穿透性受损和蚓部发育不良所致。后颅窝囊性病,包括 Dandy-Walker 畸形、异型 Dandy-Walker 畸形和小脑后囊肿是在胚胎第 5 周时,后膜区和前膜区发育异常所致。正常发育胚胎,前膜区合并于小脑,后膜区形成麦氏孔。如前膜区不合并于小脑,后膜区畸形,麦氏孔呈气球样膨胀,形成后颅窝囊性畸形。

1.病理

组织学上,囊壁衬有蛛网膜和室管膜层和散在不规则的小脑组织。50%合并胼胝体发育不良,脊髓积水、脊髓空洞症,灰质异位和多发小脑回畸形,尤以胼胝体发育不良最常见。25%合并腭裂、多指(趾)、Klippel-Feil 综合征等。

2.临床表现

多见于 3 岁以下,偶尔见于成年人,无性别差异,有的有家族遗传。临床症状主要是脑积水和小脑功能障碍。头大、眼震、共济失调、颅神经麻痹等。

3.CT 表现

CT 扫描可做出诊断,检查时应包括横轴位、冠状位和矢状位。主要表现:①第四脑室扩大,与其背侧大小各异的囊肿相通;②蚓部或完全缺如;③小脑半球轻度变小前移;④颅后窝增大;⑤小脑幕和窦汇高位;⑥小脑镰缺如;⑦脑积水不典型的病例第四脑室扩大,仅在下髓帆水平,脑积水较轻,个别病例可无脑积水(图 3-1-3)。

4.鉴别诊断

(1)小脑后蛛网膜囊肿又称 Blake 囊肿,是在胚胎发育时脉络帆后外翻形成,但无小脑萎缩。CT 表现为脑脊液密度囊肿与第四脑室不相通,囊肿可通过小脑幕孔扩展到幕上,囊肿可有小梁分隔,第四脑室受压前移,前面变尖,枕鳞受压变薄,小脑受压、前移,窦汇位置正常或高位,小脑幕向上膨隆。

(2)大枕大池,可见于任何年龄,0.4%为偶尔发现,大小各异,2~6cm,第四脑室正常,无占位效应,无脑积水,无枕骨受压变薄,后颅窝大小正常,无小脑蚓部萎缩(图 3-1-4)。

形、小头、尿崩症、抽搐、神经运动发育迟缓、肌张力低下等。

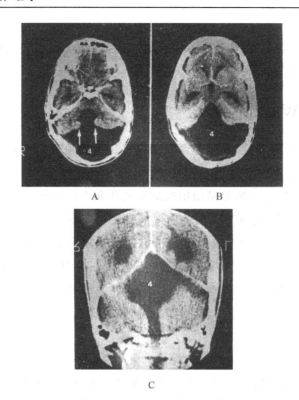

图 3-1-3　Dandy-Walker 畸形

　　横轴位显示第四脑室扩大,与背侧巨大囊肿相通,小脑蚓部缺如(↑↑),小脑半球较小。冠状位显示小脑幕高位。幕上脑室轻度扩大。

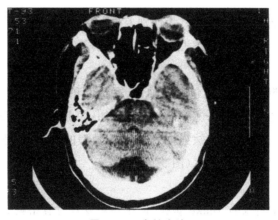

图 3-1-4　大枕大池

大枕大池,第四脑室大小、位置正常。

三、前脑无裂畸形

　　前脑无裂畸形(HPE)也称无嗅脑畸形,以额叶与深部灰质结构不同程度融合为特征,常并存面中线部畸形。可能为脑憩室化障碍所致,新皮质极度发育不良。临床表现包括面部畸形。

（一）诊断要点

（1）单一脑室或脑室部分发育异常，额叶、间脑、基底节融合（图 3-1-5）。

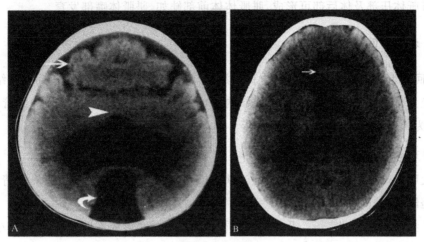

图 3-1-5　前脑无裂畸形（HPE）

A.女，5 月龄。无脑叶型 HPE。额叶（白箭）与基底节前部（白箭头）融合，侧脑室扩大及融合，无透明隔，中线后部见背侧囊肿（白短弯箭）。B.女，1 岁。半脑叶型 HPE。大脑纵裂前部缺如，侧脑室前部融合、三角区扩大，额叶深部见异位灰质（白箭），无透明隔

（2）大脑镰及大脑纵裂前部缺如或部分缺如、透明隔缺如。

（3）外侧裂前移及外侧裂角度增大，伴或不伴背侧囊肿，脑积水。

（4）CTA：单一大脑前动脉或其缺如。

（5）CTV：矢状窦与直窦缺如，胚胎型深静脉。

（6）根据畸形程度分型：脑叶型、半脑叶型、无脑叶型（表 3-1-1）。

表 3-1-1　各种前脑无裂畸形 CT 特点

CT 表现	无脑叶型	半脑叶型	脑叶型
面部畸形	严重	不定	无或轻度
侧脑室	单一脑室，无额枕角	无额角，枕角增大	额角分离，枕角正常
第三脑室	缺如	较小	正常
透明隔	缺如	缺如	缺如
大脑镰	缺如	部分缺如	发育良好
大脑半球间裂	缺如	部分缺如	可发育，前下部融合
丘脑与基底节	融合	部分分离	分离
背侧囊肿	有	无	无
血管	单一大脑前动脉，静脉窦及深静脉缺如	正常或胚胎型深静脉	正常

（二）特别提醒

（1）分型依据：有无半球间裂、侧脑室枕角及颞角、中央灰质团块。

（2）胼胝体压部及体后部可形成，胼胝体体前部缺如，胼胝体嘴部发育。

四、无脑回畸形

无脑回畸形属神经元移行障碍，也称光滑脑，特征为大脑半球表面无脑回脑沟结构及皮质增厚、神经元排列紊乱，脑皮质仅有 4 层结构。可伴其他神经元移行障碍及神经管闭合异常。临床表现为神经运动发育迟缓、抽搐等。

（一）诊断要点

（1）大脑半球脑皮质增厚、脑回及脑沟缺如或稀少（图 3-1-6），灰白质边界欠清楚，外侧裂变浅，岛盖缺如，蛛网膜下隙增宽。

（2）Ⅰ型：外观如"8"字形。Ⅱ型：灰白质边界模糊，髓鞘形成不良。Ⅲ型：合并小脑及脑干发育不良。

（二）特别提醒

可合并其他神经元移行障碍。

五、脑灰质异位

脑灰质异位（HGM）为最常见的神经元移行障碍，局部神经元发育不良，可合并其他脑畸形。常表现为难治性癫痫、认知及神经运动发育迟缓。

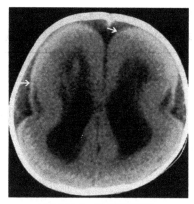

图 3-1-6　无脑回畸形

男，9 月龄。脑回粗大、皮质增厚、脑沟稀少，外侧裂浅，双侧侧脑室扩大（2 个白箭）

（一）诊断要点

（1）皮质下或室管膜下结节或块状、带状或弧形（脑中脑）等密度影（图 3-1-7A、B），无强化，偶见营养不良性钙化。

（2）包括带状、室管膜下型、脑皮质下型。

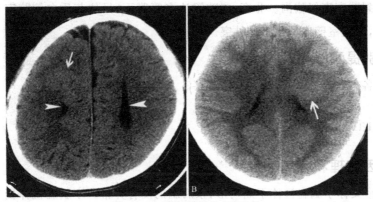

图 3-1-7　脑灰质异位（HGM）

A.男,20 岁。室管膜下型 HGM 伴胼胝体缺如。白箭示右侧脑室旁灰质团块,2 个白色箭头示双侧侧脑室分离、扣带回下移。B.男,9 岁。自幼右侧肢体无力。室管膜下型 HGM。左半卵圆中心灰质团块(白箭)

（二）特别提醒

（1）对于较小的灰质异位需薄层扫描及窄窗观察。

（2）与结节性硬化不同的是其 MR 信号与灰质一致。

（3）与等密度转移瘤不同的是无水肿及强化。

六、脑裂畸形

脑裂畸形为最严重的神经元移行障碍,也称无透明隔的前脑无裂畸形。可能是宫内感染、创伤及中毒所致。常合并其他神经元移行障碍等。临床表现包括脑瘫、抽搐、智力低下等。

（一）诊断要点

（1）贯穿于脑实质的裂隙及软脑膜室管膜缝(PE 缝),灰质覆盖,深部与脑室相通,中央前后回附近,局部见粗大皮质静脉。闭口型裂隙较小,开口型裂隙较大(图 3-1-8A、B)。

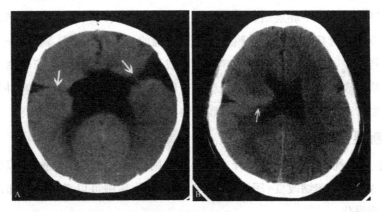

图 3-1-8　脑裂畸形

A.男,5 月龄。开口型(Ⅲ度),双侧大脑半球裂隙(2 个白箭),边缘呈双抛物线状,未见透明隔。B.男,28 岁。闭口型(Ⅱ度)。右额叶裂隙,局部围绕灰质结构(白箭)

（2）Ⅰ度，裂隙宽度似脑沟。Ⅱ度，裂隙深达室管膜下，异位灰质向侧脑室突出。Ⅲ度，裂隙与脑室相通，侧脑室壁典型憩室样外突。

（二）特别提醒

裂隙可为各方向走行，需注意多方位观察。

七、Chiari 畸形

（一）病因病理和临床表现

Chiari 畸形又称小脑扁桃体下疝畸形，系后脑的发育异常。小脑扁桃体变尖延长，经枕大孔下疝入颈椎管内，可合并延髓和第四脑室下移、脊髓空洞和幕上脑积水等。

（二）诊断要点

CT 主要表现为幕上脑积水，椎管上端后部类圆形软组织，为下疝的小脑扁桃体。X 线平片可显示颅颈部的畸形。

（三）鉴别诊断

一般无需鉴别。

（四）特别提示

由于 MRI 可以多方位成像，并且矢状位显示脑干、延髓与枕大孔关系及颈髓内部结构非常清楚，所以对该病诊断有重要意义。应行 MRI 检查。

八、脑颜面血管瘤综合征

（一）病因病理和临床表现

脑颜面血管瘤综合征又称 Sturge-Weber 综合征，属于先天性神经皮肤血管发育异常疾病。与神经外胚层和血管中胚层组织发育障碍有关。主要病理改变为颅内血管畸形、颜面三叉神经分布区皮肤血管痣及眼球脉络膜血管畸形。脑的基本病变为覆盖皮质灰质表面的软脑膜血管异常瘤样改变，好发于枕叶或顶枕叶、额叶或颞极，并可以导致血管闭塞、脑组织缺血、萎缩等改变。临床表现主要有：癫痫，部分患者伴偏瘫、不同程度智力低下等，并且颜面部沿三叉神经分布的血管痣的发生常与颅内血管瘤同侧。

（二）诊断要点

CT 主要表现为枕叶或顶枕叶、额叶或颞极不规则斑片状高密度影或斑点状钙化，局部可以伴发脑萎缩或广泛脑萎缩改变（图 3-1-9A）。增强少数病例可以看到钙化部位及周围不规则的轻微脑皮质强化。

（三）鉴别诊断

一般无需鉴别。

（四）特别提示

CT 由于对钙化显示效果较 MRI 好,结合临床上三叉神经分布区颜面部血管痣(图 3-1-9B),对该病诊断有重要意义。

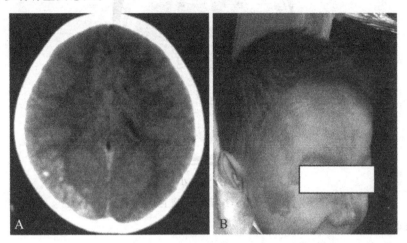

图 3-1-9　脑颜面血管瘤综合征

男性患者,4 岁,因癫痫发作来院就诊。A.CT 显示右侧顶枕叶皮质灰质区密度增高,脑回可见多发斑点状钙化;B.患者右侧可见三叉神经分布区大片红色血管痣,结合 CT 脑内表现,诊断为脑颜面血管瘤综合征

第二节　颅脑外伤

一、脑挫裂伤

（一）病因病理和临床表现

脑挫裂伤是临床最常见的颅脑损伤之一,包括脑挫伤和脑裂伤。脑挫伤是指外力作用下脑组织发生局部静脉淤血、脑水肿、脑肿胀和散在的小灶性出血。脑裂伤则是指脑膜、脑组织或血管撕裂。二者常合并存在,故统称为脑挫裂伤。

（二）诊断要点

CT 表现为低密度脑水肿区内,散布斑点状高密度出血灶。小灶性出血可以互相融合,病变小而局限时可以没有占位效应,但广泛者可以有占位征象(图 3-2-1)。

早期低密度水肿不明显,随着时间推移,水肿区逐渐扩大,第 3～5 天达到高峰,以后出血灶演变为低密度,最终形成软化灶或可不留痕迹。

（三）鉴别诊断

1.部分容积效应

前颅底骨可能因部分容积效应致脑额叶高密度影,但薄层扫描后即消失。

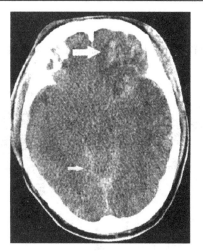

图 3-2-1　颅脑外伤 2 小时后 CT 检查

粗箭示左额叶挫裂伤,细箭示小脑上池蛛网膜下隙出血

2.出血性脑梗死

有相应的临床表现和病史。

(四)特别提示

CT 可以快速诊断,病变小者如治疗及时一般能痊愈,不遗留或很少有后遗症。病变较大者形成软化灶。

二、脑内血肿

(一)病因病理和临床表现

脑内血肿,外伤性脑内血肿约占颅内血肿的 5%。多发生于额、颞叶,即位于受力点或对冲部位脑表面区,与高血压性脑出血好发位置不同。绝大多数为急性血肿且伴有脑挫裂伤和(或)急性硬膜下血肿。少数为迟发血肿,多于伤后 48～72 小时复查 CT 时发现。

(二)诊断要点

CT 表现为边界清楚的类圆形高密度灶,周围可见一低密度环影,为水肿带(图 3-2-2)。血肿进入亚急性期时呈等密度,根据占位效应和周围水肿,结合外伤史,CT 可诊断。

颅脑急性外伤后 6 小时行 CT 检查,可见右颞叶脑内血肿,周边可见低密度水肿带(箭),右侧侧脑室受压改变,中线结构左移

(三)鉴别诊断

主要与高血压性脑出血鉴别,根据有无外伤史很容易鉴别。

(四)特别提示

CT 可以快速诊断,如果血肿较大,可以进行立体定向血肿穿刺抽吸术。如外伤后 CT 扫描原来无血肿患者有进行性意识障碍者,应及时行 CT 复查,以除外迟发性血肿。

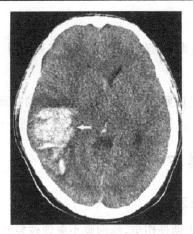

图 3-2-2　右颞叶脑内血肿

三、硬膜外血肿

（一）病因病理和临床表现

硬膜外血肿位于颅骨内板与硬膜之间的血肿，临床常见，占颅内血肿的 30%。主要因脑膜血管破裂所致，脑膜中动脉常见，血液聚集硬膜外间隙。硬膜与颅骨内板粘连紧密，故血肿较局限，呈梭形。临床表现因血肿大小、部位及有无合并伤而异。典型表现为：外伤后昏迷、清醒、再昏迷。此外，有颅内压增高表现，严重者可出现脑疝。

（二）诊断要点

CT 表现为颅板下见局限性双凸透镜形、梭形或半圆形高密度灶（图 3-2-3），多数密度均匀，但亦可不均匀，呈高、等混杂密度影，主要是新鲜出血与血凝块收缩时析出的血清混合所致。

硬膜外血肿多位于骨折附近，一般不跨越颅缝。跨越者常以颅缝为中心呈"3"字形。

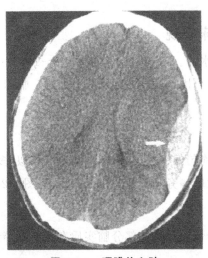

图 3-2-3　硬膜外血肿

颅脑外伤后 3 小时行 CT 检查，左颞可见梭形高密度影（箭），手术证实为硬膜外血肿

（三）鉴别诊断

主要与高血压性脑出血鉴别，根据有无外伤史很容易鉴别。

（四）特别提示

CT 对硬膜外血肿具有很重要的诊断价值，应注意的是硬膜外血肿一般伴有局部颅骨骨折。

四、外伤性蛛网膜下隙出血

（一）病因病理和临床表现

外伤性蛛网膜下隙出血，近期外伤史，蛛网膜小血管破裂所致，多位于大脑纵裂和脑底池。脑挫裂伤是外伤性蛛网膜下隙出血的主要原因，二者常并存。

（二）诊断要点

CT 表现为脑沟、脑池内密度增高影，可呈铸形。大脑纵裂出血多见，形态为中线区纵行窄带形高密度影。出血亦见于外侧裂池、鞍上池、环池、小脑上池或脑室内。蛛网膜下隙出血一般 7 天左右吸收。

（三）鉴别诊断

结核性脑膜炎，根据近期外伤史和临床症状容易鉴别。

（四）特别提示

CT 在急性期显示较好，积血一般数天后吸收消失。伤后 5～7 天，CT 难以显示，血液因其顺磁性，在 MRI 下显示非常清楚，故应行 MRI 检查。

五、硬膜下积液

（一）病因病理和临床表现

硬膜下积液又称硬膜下水瘤。占颅脑外伤的 0.5%～1%。系外伤致蛛网膜撕裂，使裂口形成活瓣，导致脑脊液聚积。可因出血而成为硬膜下血肿。临床上可无症状，也可以有颅内压增高的临床表现。

（二）诊断要点

呈颅骨内板下方新月形均匀低密度区，密度与脑脊液相似，多位于双侧额颞部。纵裂硬膜下积液表现为纵裂池增宽，大脑镰旁为脑脊液样低密度区（图 3-2-4）。

（三）鉴别诊断

老年性脑萎缩，根据年龄情况和其他部分脑实质有无萎缩等情况可以鉴别。

（四）特别提示

CT 诊断硬膜下积液时应结合临床病史及年龄等因素。

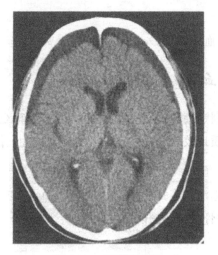

图 3-2-4　硬膜下积液

颅脑外伤7天后CT复查,双侧额颞部颅板下可见新月形低密度影,为硬膜下积液

六、骨膜下血肿

骨膜下血肿位于颅骨外板与骨外膜之间,与皮下血肿、帽状腱膜下血肿合称头皮血肿。病理学上因骨外膜与骨缝紧密愈合,因此骨膜下血肿仅限于1块颅骨的范围,不越过颅缝。临床表现为局部头皮肿胀、压痛等。

(一)诊断要点

(1)颅骨外局限性新月形高密度影(图3-2-5A),范围等于或小于1块颅骨。

(2)部分幼儿与新生儿病例的血肿可迅速机化、钙化或骨化,形似颅骨外板增厚(图3-2-5B)。

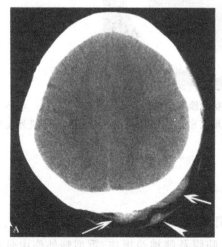
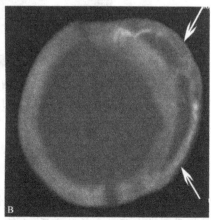

图 3-2-5　骨膜下血肿

A.女,20岁。左顶枕区颅骨外新月形高密度影(2个白箭)为骨膜下血肿,白色箭头示皮下血肿。B.男,3月龄。左顶部颅骨外高密度影(2个白箭),部分与外板融合

（二）特别提醒

需与皮下及帽状腱膜下血肿鉴别。

七、帽状腱膜下血肿

帽状腱膜下血肿位于帽状腱膜与颅骨外膜之间，可累及额区至枕，临床表现为头皮肿胀，甚至出现鼻根及上睑瘀斑，质地较软，有搏动感，头围增大、贫血、休克。

（一）诊断要点

（1）一侧或两侧头皮下弥漫性新月形高密影（图 3-2-6），病变不受颅缝限制。

（2）可合并皮下血肿、颅骨骨折及颅内外伤性病变。

（二）特别提醒

（1）头皮自外向内依次为皮肤、浅筋膜或皮下组织、帽状腱膜及其下方疏松结缔组织、骨外膜。

（2）注意勿误诊为骨膜下血肿（局限于 1 块颅骨范围）及皮下血肿（皮下脂肪浅面）。

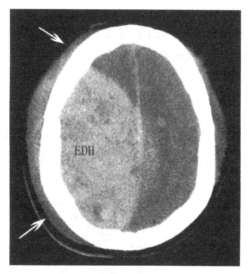

图 3-2-6　帽状腱膜下血肿

男，59 岁。机动车伤。右额颞顶区颅外广泛新月形高密度影（2 个白箭），合并巨大硬膜外血肿（EDH），左额叶小血肿

八、颅骨骨折

颅骨骨折分为颅盖骨骨折与颅底骨折，按骨折线形态分为线状、粉碎性、凹陷性、穿入性骨折。颅骨骨折重要性在于常合并脑实质、血管、脑膜及脑神经损伤，重型脑外伤中骨折出现率高达 70%。常以颅外血肿、疼痛、脑脊液漏、鼻腔及耳出血、皮下瘀血等就诊。

(一)诊断要点

1.颅骨全层或部分中断

伴或不伴骨折片移位(图 3-2-7A)。

2.间接征象

邻近软组织肿胀及血肿、颅内积气、鼻窦及乳突气房积血、脑脊液漏。

3.特殊类型骨折

骨缝分离、生长性骨折。

(二)特别提醒

(1)需与正常结构鉴别(表 3-2-1)。

(2)颅底骨折应行高分辨扫描诊断,凹陷性骨折应注明凹入深度(图 3-2-7B)。

(3)邻近血管结构的骨折可行增强 CT 显示其与血管结构的关系(图 3-2-7C)。

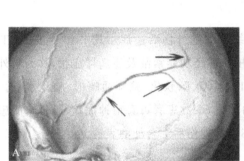
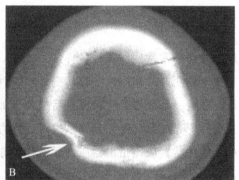
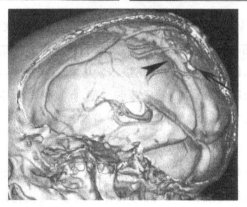

图 3-2-7　颅骨骨折

表 3-2-1　颅骨骨折与正常结构的鉴别要点

项目	部位	CT 特点
颅骨骨折	任何部位	走行僵直、边缘锐利,CT 三维成像显示其形态,合并颅内外伤性病变。MRI 可见骨髓水肿
颅缝及缝间骨	颅缝处	边缘呈锯齿状,宽度成年人<1.5mm、儿童<2mm

项目	部位	CT特点
永存颅缝及儿童软骨结构	额骨及枕骨正中、未骨化软骨	类似于其他颅缝
脑膜血管压迹	脑膜血管走行区	边缘硬化,可见分支,增强扫描显示强化血管
导静脉与板障静脉	穿窿骨最常见	边缘硬化、三维成像显示走行柔和,可见属支相连,增强扫描显示静脉强化
神经孔道	特定部位	圆孔、卵圆孔、翼管、面神经管、岩乳管
蛛网膜粒	额顶枕骨中线旁2cm内	常见内板及板障缺损,边缘锐利,三维图像显示呈结节状与圆形,MRI各序列与脑脊液信号一致,有强化
颞骨裂隙与管道	颞骨内及其边缘	鼓鳞缝、岩鼓裂、岩鳞裂、咽鼓管骨性部分、鼓乳缝、枕乳缝、岩枕缝、蝶鳞缝、蝶岩缝、颞骨内部众多管道

九、后遗症

颅脑外伤后常常残留各种各样的后遗症,统称为脑外伤后遗症。其中有一部分CT及其他检查找不到明显的器质性脑部病变,但却有植物神经功能紊乱及癔病样症状,称为脑外伤后综合征。还有一部分残留有器质性后遗症。如脑萎缩、脑软化、脑穿通畸形、脑积水等。临床表现为头痛、头昏、癫痫发作,偏瘫、失语及视力障碍,少数患者可有精神症状,脑积水的患者还有高颅压的症状。应该指出器质性后遗症者亦可有外伤后综合征的表现。

(一)脑萎缩

严重的脑外伤后30%发生脑萎缩,这是因为脑挫裂伤部位组织坏死和血凝块逐渐吸收,挫伤区大脑皮层局部萎缩,使蛛网膜下隙变宽。由于脑皮质萎缩造成脑室扩大,可单侧或双侧,单侧中线结构可偏移,因原发性脑挫裂伤以双额叶和颞极多见,故外伤性后遗症脑萎缩常以双侧额叶皮质萎缩最为明显,单纯脑髓质萎缩少见,此点可与非外伤性脑萎缩鉴别。幼儿期头外伤可使脑发育停滞,CT显示病侧脑组织小于对侧,中线偏移。

(二)脑软化

较大的挫裂伤和出血灶也可见于外伤性脑梗死,如吸收不良形成液化囊肿。CT表现为脑实质内边缘较锐利的水样密度区,CT值与脑脊液接近,脑软化灶附近的脑室扩大,脑沟加深,呈负占位效应,可与其他囊性占位病变鉴别。

(三)脑穿通畸形囊肿

系由于脑挫裂伤或脑内血肿的出血破入脑室后脑组织坏死、液化、吸收而形成。一般与侧脑室相通者为多,CT显示为境界很清楚的低密度区,与之相连通的相应脑室常明显扩大,二者融为一体,界线不清,多无占位表现。

(四)脑积水

颅脑外伤可引起交通性或阻塞性脑积水。阻塞性脑积水多为血凝块堵塞脑室通路所致。而交通性脑积水是因为外伤后血凝块堵塞蛛网膜颗粒绒毛,使脑脊液吸收障碍而发生。CT上表现为脑室对称性扩大,但不伴脑沟、脑回加宽、加深,阻塞性脑积水则显示阻塞部位以上的脑室扩大,以下脑室正常。

第三节　颅内感染

一、硬脑膜外脓肿

硬脑膜外脓肿是指颅内板与硬脑膜之间的感染。常继发于中耳炎、鼻窦炎和化脓性静脉炎或颅穹窿骨髓炎和开颅术后感染。原发性硬脑膜炎或硬脑膜外层炎极少见。

1.CT 表现

CT 平扫表现为脑外呈梭形或双凸形,内缘清楚的低密度区伴占位效应。脓肿可跨越中线,亦可扩展到帽状腱膜下或引起静脉窦栓塞。CT 增强扫描显示脓肿周围脑膜增强,栓塞的静脉窦其周围硬脑膜增强而窦腔仍保留较低的密度,冠状位呈△形。

2.鉴别诊断

硬膜外脓肿,CT 表现较为特征,诊断不难,除形态与硬膜内脓肿不同外,硬膜外脓肿可跨越中线,而不同于硬膜内脓肿。继发于开颅术后的硬膜外脓肿易扩展到帽状腱膜下,形成帽状腱膜下脓肿。

二、硬脑膜内脓肿

硬脑膜内脓肿约占颅内细菌感染的 20%,一般来自化脓性脑膜炎,开颅术后感染、鼻窦炎、中耳炎、颅骨骨髓炎、外伤和血源性感染等或为脑膜炎的并发症。病原菌经局部糜烂的硬脑膜或经硬脑膜静脉窦或桥静脉进入硬脑膜下腔。

1.临床表现

临床上硬脑膜内脓肿常有发热、呕吐、癫痫、假性脑脊髓炎征和轻偏瘫等。以往本病的死亡率高达 25%~40%。早期确诊,开颅引流和抗生素治疗,明显降低死亡率并减少静脉血栓形成、脑梗死、偏瘫、癫痫等并发症和后遗症。

2.CT 表现

CT 扫描除常规横轴位,冠状位有利于凸面薄层硬脑膜内脓肿的检出。CT 平扫表现为脑外,与颅内板相邻半月形或月牙形的低密度区,CT 值为 0~30Hu(图 3-3-1),常发生于大脑凸面和半球纵裂,占位效应明显,邻近脑皮层脑沟消失,中线结构向对侧移位。CT 增强扫描显示脓肿周围脑膜强化,有的呈脑回样强化。

3.鉴别诊断

典型的硬膜内脓肿呈半月形或月牙形低密度区,硬膜外脓肿呈双凸形或梭形,二者鉴别不难。偶尔硬膜内积脓亦呈梭形或双凸形,故不能单纯依靠形态鉴别二者。除了形态外,硬膜内脓肿的内缘较模糊,病变范围较广,不跨越中线,常伴脑水肿和脑梗死,占位效应较明显;硬膜外脓肿的内缘较清楚,范围较局限,可跨越中线,占位效应较轻,可伴有相邻颅骨的改变或帽状腱膜下积脓。

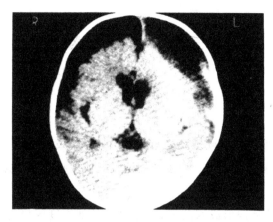

图 3-3-1　双侧额颞硬膜内积脓

CT 平扫显示双侧额颞部半月形低密度,CT 值 20HU。

三、化脓性脑膜炎

脑膜感染可分为硬脑膜炎和软脑膜蛛网膜炎,后者常称为脑膜炎。

脑膜炎临床上常能确诊,CT 检查早期在于排除脑脓肿或脑室炎,尤其当临床表现不典型或疗效不佳者,CT 检查可准确检出局限性积脓,并可判断来自鼻窦、中耳炎和颅骨等感染源。CT 检查还可有效地判断脑膜炎的疗效和预后,检查或发现硬脑膜内积脓、积液,脑积水和脑梗死等并发症和后遗症。

化脓性脑膜炎的病原菌,成人多见于肺炎双球菌,金黄色葡萄球菌、乙型溶血性链球菌和脑膜炎球菌,儿童多见于嗜血性流感杆菌和大肠杆菌等。

1.病理

化脓性脑膜炎常来自远隔的感染灶经血源播散以及各种原因的败血症,而直接来自副鼻窦炎或中耳炎的扩展较少见。感染早期软脑膜的血管充血,脑膜水肿和微小出血,随后渗出液覆盖于脑表面,充填脑沟,脑池和脑裂,使软脑膜和蛛网膜增厚,供应脑实质的血管感染引起血管阻塞,导致继发性脑梗死。蛛网膜绒毛感染或蛛网膜粘连使蛛网膜下隙闭塞,致脑脊液吸收和循环受阻,引起脑积水。

2.临床表现

脑膜炎的临床表现因患者年龄而异,脑膜炎的死亡率高达 5%～15%,占 1～4 岁儿童死亡原因的第 5 位,存活者 1/4 以上有后遗症。早期婴幼儿常有发烧、呕吐、烦躁、厌食、意识改变、癫痫、前囟膨隆和 Kering 征阳性等;成年患者表现为发烧、头痛、畏光、颈部疼痛或强直以及 Kering 征等。

3.CT 表现

CT 检查应采用平扫和增强扫描,很多病例在平扫表现"正常",只有增强扫描时显示脑膜增强才能确诊。

脑膜炎早期 CT 表现正常,偶尔可显示因脑膜充血或蛛网膜渗出,脑池、脑沟和脑裂,尤其是在脑底基底池的密度增高或闭塞,弥散性脑水肿使脑室变小,坏死细胞碎片阻塞室间孔或导水管或第四脑室中孔和侧孔或蛛网膜粘连使脑脊液循环吸收障碍,导致脑积水,使脑室扩大。脑实质低密度区,早期提示脑水肿或梗塞,晚期提示脑软化。增强扫描常显示曲线样或脑回样强化,多见于额、顶叶和纵裂以及侧裂。儿童患者尤其是嗜血杆菌感染常伴脑外积液和蛛网膜下隙扩大。

4.鉴别诊断

脑膜转移和脑膜炎都有类同的 CT 表现,但脑膜转移多见于中老年人,有原发恶性肿瘤病灶,脑膜炎多见于儿童,常有上呼吸道感染史或感染灶。

四、结核性脑膜炎

结核性脑膜炎为结核杆菌所致的脑膜病变,多为血行播散到达脑膜,是最严重和最重要的肺外结核及儿童结核病的主要致死原因。病理表现为脑膜弥散性粟粒状结核结节及肉芽肿、脑膜增厚、蛛网膜下隙炎性渗出物与脑积水。临床上为急性或亚急性起病,症状与体征包括低热或高热、头痛、呕吐、抽搐、脑膜刺激征、颅内压增高、神经功能障碍、脑神经麻痹及结核中毒症状等。脑脊液检查可见压力增高、蛋白升高、糖及氯化物降低。

(一)诊断要点

(1)脑底池、外侧裂等部位蛛网膜下隙闭塞及密度增高,晚期可见斑片状钙化,也可累及额颞区和小脑的脑膜。

(2)累及脑血管时出现脑梗死,常见于基底节、丘脑与脑叶,常合并梗阻性或交通性脑积水(图 3-3-2)。

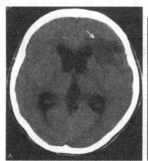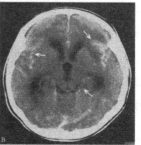

图 3-3-2 结核性脑膜炎

女,15 岁。A.左额颞叶片状低密度灶(白箭),双侧侧脑室扩大;B.双侧侧裂池、环池多发线状及条状、片状强化(白箭)

(3)脑膜不均匀增厚及强化,有时可见强化斑块与结节。

(4)颅外结核征象,其中急性结核性脑膜炎以粟粒型肺结核最常见。

(二)特别提醒

(1)平扫可能仅见脑积水。

(2)需与其他脑膜炎鉴别(表 3-3-1)。

表 3-3-1　结核性脑膜炎与其他脑膜病变的 CT 鉴别要点

疾病	临床特点	CT 特点
结核性脑膜炎	青少年。急性或亚急性发热、头痛、神经功能障碍、脑膜刺激征,肺结核	脑底池和外侧裂等部位异常密度及强化,可合并脑实质结核
化脓性脑膜炎	常见于幼儿,急性起病,脑脊液符合化脓性感染	平扫阴性或脑池密度增高,增强扫描脑池及柔脑膜明显强化
隐球菌脑膜炎	免疫低下,脑脊液墨汁染色阳性	脑膜强化程度不如前两种脑膜炎
病毒性脑膜炎	急性起病,可有前驱病毒感染	无异常或轻微脑膜强化,合并脑炎
癌性脑膜炎	颅外或颅内恶性肿瘤,亚急性或慢性起病	桥前池及小脑上池脑膜强化,合并脑实质内转移瘤
低颅压综合征	啮脊液压力<60mmHg,体位性头痛为特征性表现,伴恶心、呕吐	硬膜下及蛛网膜下隙密度增高,MPR 示脑下垂状,脑膜增厚强化
慢性肥厚性脑膜炎	为无菌性硬脑脊膜炎,50～60 岁多见,头痛最常见	平扫可阴性,增强扫描硬脑脊膜弥散性增厚及强化,有时可见钙化

五、单纯疱疹病毒性脑炎(HSE)

单纯疱疹病毒性脑炎(HSE)一般指Ⅰ型 HSE,病毒经血行或神经周围逆行侵犯脑实质所致,Ⅱ型 HSE 则可经产道引起婴幼儿先天性感染。病理特征为出血坏死性脑炎。临床表现为急性及亚急性发热、头痛、抽搐、意识障碍、神经功能障碍。血清及脑脊液 HSV 抗体阳性。

(一)诊断要点

(1)单侧或双侧对称性累及颞叶内侧、岛叶及岛盖、额叶底部及扣带回、枕叶内侧面,也可侵犯深部脑实质(图 3-3-3)。

(2)CT 早期表现为局部脑肿胀,随后出现局限性低密度,合并出血时可见斑点状高密度影。

(3)增强扫描可见斑片状、脑回状强化。

(4)晚期可见脑萎缩、软化及钙化。

(二)特别提醒

(1)CT 对于早期病变及灶内出血不敏感。

(2)Ⅱ型 HSE 表现与本病不同。

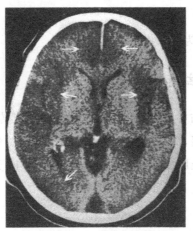

图 3-3-3　单纯疱疹病毒性脑炎（HSE）

男 28 岁。CT 平扫，两侧扣带回前部、岛叶、额颞叶岛盖、右颞枕叶大片低密度（白箭）

六、水痘-带状疱疹病毒脑炎

水痘-带状疱疹病毒脑炎为水痘-带状疱疹病毒感染所致，中枢神经系统病变包括脑炎、脑神经炎、脊髓炎、脑脊膜炎等，脑实质病变常累及脑干与基底核。一般在出疹后 1 周出现发热、抽搐、头痛、呕吐、神经功能障碍、意识障碍、精神症状等。脑脊液淋巴细胞与蛋白轻微升高或中度升高。

（一）诊断要点

（1）脑干及深部脑实质，如基底节与丘脑、皮质下白质区斑片状及卵圆形低密度（图 3-3-4A、B）。

（2）侵犯脑血管时可致脑梗死。

（3）增强扫描呈脑回状强化。

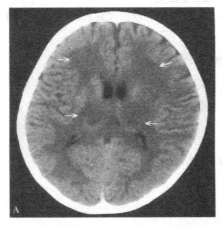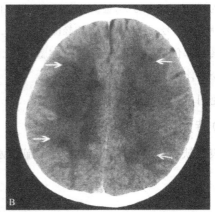

图 3-3-4　水痘-带状疱疹病毒脑炎

男，5 岁。A、B.出水痘 10 天后，呕吐、发热、昏迷。CT 平扫，双侧丘脑、基底节、脑室旁与半卵圆中心白质斑片状低密度（白箭）。MRI 呈双侧对称性长 T_1 长 T_2 信号（未列出）

（二）特别提醒

儿童患者为水痘,成年人为带状疱疹。

七、流行性乙型脑炎

流行性乙型脑炎即乙型脑炎,也称日本乙型脑炎,是蚊媒传播的自然疫源性疾病,猪为主要传染源。脑与脊髓均可受侵,深部脑实质及大脑皮质为著。病理改变包括炎性细胞套袖状浸润、血管病变、神经元坏死及胶质细胞增生。潜伏期 10～15 天,临床表现包括急性高热、意识障碍、抽搐,最终可出现呼吸与循环衰竭。

（一）诊断要点

（1）CT 平扫为灶性、斑片状或大片状低密度（图 3-3-5）。

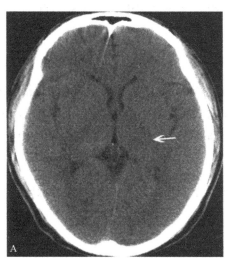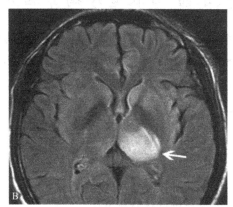

图 3-3-5　流行性乙型脑炎

女,62 岁。高热 6 天,意识不清。A.CT 平扫,左丘脑似见轻度密度减低(白箭);B.MRI FLAIR 序列,左丘脑大片高信号(白箭),第三脑室轻度受压

（2）累及部位包括丘脑、基底节、大脑皮质、脑干,常为双侧性、但不对称。

（3）少数伴出血密度。

（4）晚期可遗留脑萎缩及脑软化。

（二）特别提醒

CT 表现缺乏特异性或仅见脑肿胀及脑积水,需结合临床资料鉴别。

第四章　胸部疾病 CT 诊断

第一节　肺部疾病

一、肺炎

肺炎为一类常见病,按病因学可分为感染性、理化性、变态反应性,以感染性最为常见。按解剖部位分为大叶性、小叶性、间质性。

(一)大叶性肺炎

1.病因病理和临床表现

大叶性肺炎以秋冬季节多见,常见于青壮年。致病菌主要为肺炎双球菌,炎症累及整个肺叶或肺段。临床表现为突然发病、畏寒发热、胸痛、咳嗽、咳痰,白细胞和中性粒细胞明显升高等。

2.诊断要点

充血期为边缘不清的云雾状阴影,边缘模糊;实变期表现为大片状密度增高影,部分病变内有充气支气管征;消散期表现为散在的大小不一的斑片状阴影。

3.鉴别诊断

(1)肺结核:肺结核引起的肺不张,CT 扫描可见肺叶缩小,而肺炎则见肺叶边缘膨大。

(2)干酪型:肺结核高密度内多见虫蚀样低密度影,多见于上肺,其他肺叶内可见播散灶,以此同大叶性肺炎鉴别。

(3)肺癌:中央型可见阻塞性肺炎,纵隔窗可见支气管狭窄,肿块影。

4.特别提示

影像学检查对肺炎的发现、确定部位、动态变化及鉴别诊断很有帮助。胸部正侧位 X 线片为首选。CT 检查的目的在于鉴别诊断。当肺炎吸收不全或呈肿块改变,CT 又不能满意地获得结论时,可考虑行 MRI 检查。

(二)小叶性肺炎

1.病因病理和临床表现

小叶性肺炎即为支气管肺炎,常见于婴幼儿和年老体弱者。致病菌主要为肺炎链球菌、金黄色葡萄球菌,常可为麻疹、百日咳、流感的并发症。病变以小叶支气管为中心,在支气管和肺泡内产生炎性渗出。临床表现为畏寒、发热、胸痛、咳嗽、咳痰、呼吸困难等。

2.诊断要点

病变多见于两中下肺中内带,沿肺纹理分布的斑片、小斑片状影,边缘较模糊。病灶可融合成团片状,常伴有局限性肺气肿,肺不张。

3.鉴别诊断

(1)肺结核:浸润型肺结核多见于上叶,病变新旧不一,可见纤维条索灶。

(2)支气管扩张症伴感染:肺内见多发囊状、柱状扩张影,边缘伴有片状影。

4.特别提示

细菌、病毒和真菌等均可引起小叶性肺炎,影像检查不能判断病变的病原性质。CT发现小病灶的能力明显优于X线平片。

(三)间质性肺炎

1.病因病理和临床表现

细菌和病毒均可以引起间质性肺炎。小儿较成人多见,多继发于麻疹、百日咳、流行性感冒等急性传染病。在病理上为细小支气管壁与周围肺泡壁的浆液渗出及炎性细胞浸润,进一步发生充血、肺气肿或肺不张。临床上有发热、咳嗽、气急及发绀,临床症状明显,而体征不明显。

2.诊断要点

肺纹理增多、边缘模糊,以两下肺明显,可以有网格状及小点状影,多分布于两肺下叶及肺门周围。另外可见肺气肿,两肺透亮度增高。

3.鉴别诊断

与其他原因引起的肺间质病变鉴别,如:胶原病、肺尘埃沉着病、细支气管炎等。比较困难,需注意结合临床病史。

4.特别提示

临床症状明显,但影像学表现相对轻微,两者相互分离,需要注意鉴别。CT发现小病灶及肺气肿的能力优于X线平片。

(四)炎性假瘤

1.病因病理和临床表现

炎性假瘤多见于成年人,为慢性炎性增生而形成,常有多种细胞成分。病理可分为成纤维细胞(纤维母细胞)型,组织细胞型,浆细胞型,淋巴细胞型炎性假瘤。临床症状轻微或无症状,可表现为低热、咳嗽、胸痛及痰中带血等。

2.诊断要点

肺内单发结节状病灶多见,密度较均匀、光整,边缘清楚,可有分叶;增强检查病灶强化程度取决于瘤体内的血管成分。

有时伴有不规则的索条或毛刺影,有时结节中央可形成空洞或支气管充气征,钙化少见,病灶位于胸膜附近可见胸膜增厚(图4-1-1)。

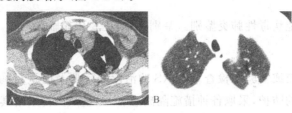

图4-1-1 左肺上叶尖后段炎性假瘤

左肺上叶尖后段结节灶(无尾箭头),周围可见一局部血管相连,局部胸膜增厚

3.鉴别诊断

(1)结核球:多位于上叶后段或下叶背段,边缘清楚规则,多有钙化,结核球周常伴有纤维条索灶。

(2)肺癌:根据肿块的边缘、分叶、毛刺、胸膜改变、淋巴结情况鉴别,鉴别困难时,密切结合临床、随访。

4.特别提示

炎性假瘤影像无特征性,诊断应采用除外性诊断与影像和临床相结合的方法。与肺癌鉴别有时非常困难,应认真对各种CT征象进行分析,动态增强扫描曲线有较大意义。一般应行短期CT随访,必要时及时手术治疗。

二、传染性非典型肺炎

(一)病因病理和临床表现

传染性非典型肺炎是一种来势凶猛的急性传染病,世界卫生组织(WHO)称为"重症急性呼吸综合征"(SARS)。本病病原体为一种新型的冠状病毒,主要通过近距离空气飞沫和密切接触传播。病理可见病变早期以肺间质浸润为主,进展后肺实质出现实变。临床表现主要有发热、咳嗽、胸痛、头痛、腹泻、白细胞下降等。

(二)诊断要点

双肺单发或多发片状或斑片状阴影,病灶以中下肺野多见,可为磨玻璃样或实变,边缘模糊,内可见血管影和支气管充气征(图4-1-2)。病变进展迅速,后期常伴肺间质纤维化。

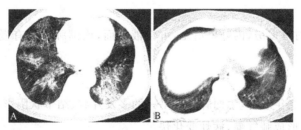

图4-1-2 传染性非典型肺炎

A.双肺多发斑片状实变及磨玻璃样密度增高影,边缘模糊,内可见支气管充气征;B.与A为同一患者,下肺层面,可见斑片状实变及磨玻璃样密度增高影

（三）鉴别诊断

主要与细菌或其他病毒性肺炎鉴别。鉴别困难，主要依靠临床资料。

（四）特别提示

诊断主要依靠病史或实验室检查。SARS 的治疗一定要及时进行胸部 X 线的随访，并认真严格做好医护人员的防护，采取各种措施隔离患者，尽量减少传染给其他患者和医护人员的可能性。

三、肺脓肿

（一）病因病理和临床表现

引起肺脓肿的细菌主要有肺炎球菌、葡萄球菌、链球菌、大肠埃希菌等。多为支气管源性感染，少数继发于肺部病变如支气管扩张症、肺癌等。化脓性细菌引起肺实质炎变、坏死和液化，液化物质由支气管排出，形成空洞。急性肺脓肿有寒战、高热、咳嗽、咳痰、胸痛，白细胞和中性粒细胞增高。慢性肺脓肿常有咳嗽、咳脓痰和血痰，不规则发热、贫血、消瘦等。

（二）诊断要点

1.急性肺脓肿

早期见大片状高密度实变阴影，边缘模糊。实质阴影内有多个低密度灶，增强有助于发现肺炎内环形强化的脓肿。后期再融合成厚壁空洞，内壁可凹凸不平，常伴气-液平面，并可伴局部胸膜增厚和少量胸腔积液（图 4-1-3）。

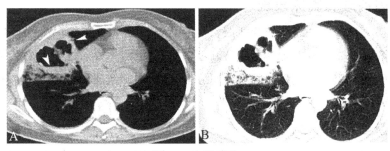

图 4-1-3　肺脓肿

右肺见大片状高密度实变阴影，内可见不规则厚壁空洞及气-液平面（无尾箭头）

2.慢性肺脓肿

空洞壁较厚，有时可多房，内外壁清楚，可伴液平面，周围肺野可有慢性炎症和纤维索条、支气管扩张等。

3.血行性肺脓肿

多见于婴幼儿和老年患者，为两肺大小不一的多发片状、结节状阴影，边缘模糊，结节内可见有空洞和液平面或形成肺气囊，病灶变化快。

（三）鉴别诊断

(1)早期与细菌性肺炎鉴别，空洞未形成期鉴别困难。

（2）空洞形成后与结核空洞、癌性空洞、肺囊肿等鉴别。肺脓肿空洞多为中央性；结核空洞多为偏心、厚壁空洞，周围有卫星灶；癌性空洞偏心，厚壁，有其他继发改变；肺囊肿壁薄，环形透亮影。

（四）特别提示

肺脓肿抗感染治疗后 2 周应复查，以观察病灶有无吸收，尤其是与肺癌进行鉴别。血行性肺脓肿病灶演变迅速，可以一日数变，常可见有的病灶吸收，同时出现新的病灶。CT 和 MRI 均有助于病灶形态、内部结构与周围组织器官的二维立体的观察，临床常选择 CT 作为主要检查方法。

四、肺 结 核

（一）病因病理和临床表现

肺结核由结核杆菌所致。基本病理改变为渗出性病变，增殖性病变和干酪样坏死。原发性肺结核常见于婴幼儿和儿童，继发性肺结核多见于成人。肺结核临床上分为 4 型：原发性肺结核、血行播散型肺结核、继发性肺结核、结核性胸膜炎。临床表现常见为低热、盗汗、消瘦、乏力、咳嗽、咯血等。

（二）诊断要点

（1）渗出性病变，为肺小叶或腺泡实变。病灶常为多发结节灶，可融合成片状，边缘模糊。病灶多见于上叶的尖、后段和下叶背段。

（2）结核增殖性肉芽肿形成时，周围渗出逐渐吸收，病灶密度增高，边缘清楚。

（3）干酪性肺炎为大片状或全肺叶受累，密度不均，中央有液化、坏死的低密度区。

（4）结核球直径＞20mm，呈圆形或类圆形，病灶内可见空洞或钙化，周边密度较高，边缘清楚。

（5）结核空洞可为单发或多发，空洞形态多样，空洞壁一般较厚，内壁可不规则，可伴液平面。

（6）结核钙化多见于病灶的中央或边缘，呈条状、结节状或片状。

（7）肺结核，尤其是原发性肺结核，可引起肺门或纵隔淋巴结肿大，增强后淋巴结可轻度强化或环形强化。

（三）鉴别诊断

结核早期渗出时主要与肺炎鉴别；干酪性肺炎与大叶性肺炎鉴别；结核球与肺良性肿瘤、肺癌、炎性假瘤鉴别；结核空洞与肺脓肿、肺癌空洞鉴别。

（四）特别提示

渗出性病灶在抗结核治疗后吸收快，常在 1～2 个月基本吸收，增殖性病灶吸收慢。薄层或高分辨 CT 能提供病灶更多的影像学信息，从而提高 CT 对结核的诊断能力。

五、肺真菌感染

肺真菌感染最常见的为肺曲菌病。

肺曲菌病

1.病因病理和临床表现

肺曲菌病主要是因吸入曲霉菌孢子而发病。少数因消化道或上呼吸道曲霉菌感染经血行播散至肺部。该菌在呼吸系统最常见引起腐生型病变,即曲霉菌球。它寄生在肺原有如结核性空洞、肺癌空洞、慢性肺脓肿、肺囊肿、肺大疱及支气管扩张等病变所致的空洞或空腔内,曲霉菌的菌丝形成游离状态的曲菌球。该病本身不引起临床症状,有时可以引起咯血。

2.诊断要点

典型的腐生型曲菌病表现为肺空洞或空腔性病变内球形内容物,空洞(或空腔)壁与内容物之间可见新月形或环形透亮影。改变体位扫描时,球形内容物位置可以发生变化。球形内容物一般较光滑、密度均匀,亦可以有钙化。

3.鉴别诊断

根据典型的影像学表现,本病诊断不难。但需要与类似病变如肺结核空洞、肺癌空洞及肺脓肿等鉴别,根据各自的空洞特点进行区别。

4.特别提示

曲霉菌球难以识别时,应改变体位扫描,可以看到该球随体位改变而变动。

六、先天性支气管囊肿(肺囊肿)

支气管囊肿是一种先天性疾病,与呼吸系统的发育障碍有关,发病多在青年或幼年期。部分发生于肺野,部分发生于纵隔;前者又称为肺囊肿。

(一)病理

支气管囊肿的形成与肺芽发育障碍有关。从胚胎第6周起,两侧肺芽开始分叶,右侧三叶,左侧二叶,形成肺叶的始基,支气管在肺内一再分支,形成支气管树,其末端膨大则形成肺泡。

支气管的发育是从索状组织演变成中空的管状组织,如由于胚胎发育的停滞,不能使索状结构成为贯通的管状结构,远端支气管腔内的分泌物不能排出,可积聚膨胀,形成囊肿。

囊肿的壁一般菲薄,内层为上皮层,有纤毛上皮或柱状上皮,有支气管壁内容,如平滑肌、软骨、黏液腺和弹力纤维组织,壁内无尘埃沉积,易与后天性囊肿区别。囊肿可单发或多发,可为单房或多房,含液囊肿中的液体可为澄清液或血液或凝固的血块,若囊和支气管相通可成为含气囊肿或液气囊肿。

临床表现:大部分患者无症状,胸部X线检查时偶尔发现。如囊肿甚大可压迫邻近组织或纵隔产生呼吸困难和发绀等,少数患者有咯血,如继发感染则有发热、咳嗽、胸痛等。

（二）CT 表现

1.孤立性囊肿

多见于下叶。含液囊肿表现为圆形或椭圆形水样密度影，密度均匀，边缘光滑锐利，CT值一般在0～20Hu，可高达30Hu以上，静脉注入造影剂后无强化。囊肿有时可呈分叶，因含黏液其CT值较高呈软组织密度，如位于肺野外周，可误诊为周围型肺癌。如囊肿和支气管相通，有空气进入，则成含气囊肿或液气囊肿。

2.多发性囊肿

根据发育障碍的产生情况，多发性肺囊肿一般为气囊肿，在一侧或两侧肺野内呈弥漫性多数薄壁环形透亮影，有些含有小的液平面。气囊影大小不等，边缘锐利（图4-1-4），若囊肿并发感染则在其周围出现浸润性炎症影，囊壁增厚。

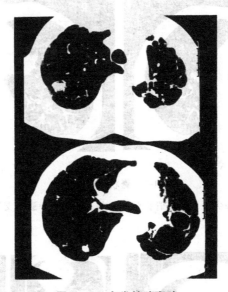

图 4-1-4 多发性肺囊肿
两肺野有多个薄壁含气囊腔，境界清晰。

七、支气管扩张

支气管扩张可为先天性或后天性，以后天性多见，先天性支气管扩张为支气管壁先天发育缺陷薄弱所致。后天性支气管扩张因支气管感染或肺内病变牵拉引起，如肺结核，慢性肺炎及间质性纤维化，晚期可伴有局部支气管扩张，支气管近端梗阻，引起远端支气管扩张。

支气管扩张可分为四型：①柱状扩张；②囊状扩张；③混合型；④尚有一种少见类型为限局性梭形扩张。柱状扩张为支气管腔呈柱状或杵状不均等扩张或远端稍大，病变部位主要在亚肺段及其分支，病变程度严重者可累及肺段支气管；囊状扩张为病变支气管远端膨大呈囊状，病变多时呈葡萄串或蜂窝状，病变多侵犯5～6级以下小支气管；混合型为柱形扩张与囊状扩张同时存在，病变往往比较广泛明显。

CT扫描可采用4～5mm中厚度自肺尖扫至肺底，也可采用薄层1.5～2.0mm层厚，高分辨 CT 扫描,间隔 8～10mm,自肺尖扫至肺底。

(一)CT 表现

CT 能提示有无支气管扩张及支气管扩张的类型、程度与范围。

囊状支气管扩张特征性 CT 表现为厚壁的囊腔聚集成堆或簇状或成串排列,合并感染时可见液面或因渗出物充满囊腔成多个圆形或类圆形之致密影(图 4-1-5)。这一型支气管扩张应与肺大泡与泡性肺气肿相鉴别,肺大泡与小泡其壁薄,位于肺野外围,不与肺动脉伴随。

柱状支气管腔扩张:CT 表现为较伴行肺动脉管径明显增加,管壁增厚,以高分辨 CT 显示佳,当扩张支气管内充满积液时可呈柱状或结节状高密度影。

混合型:兼有上述两型 CT 表现(图 4-1-6)。

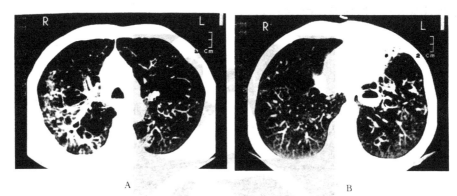

图 4-1-5　囊状支气管扩张

A.右上肺后段、前段;左上肺尖后段支气管扩张。B.左下肺心缘旁囊状支气管扩张,囊内有气液面为合并感染。

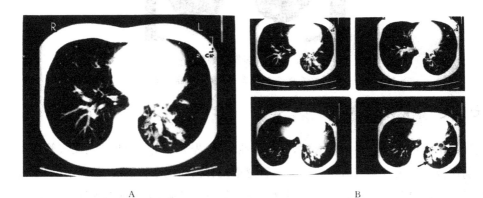

图 4-1-6　混合型支气管扩张并合并感染

A.左下肺叶基底段支气管呈柱状扩张(↑),与 B.囊状扩张(白↑),部分小囊内有液体充盈(黑↑)少数可见液平面。

局限性梭形扩张也称串珠状扩张(vari-COSIS),这一型 CT 上发现较困难。

因肺内纤维化所引起的支气管扩张,病变局限于纤维化部位(图 4-1-7)。

（二）CT 诊断

支气管扩张有较高的准确性。文献报道用 5mm 层厚扫描与支气管造影做比较,对于各种型的支气管扩张,CT 检查的特异性为 100%,对于囊状与梭形支气管扩张,CT 的敏感性为 100%,对柱状支气管扩张,CT 的敏感性为 94%。

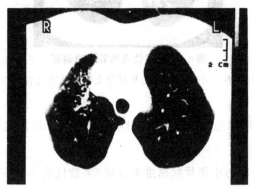

图 4-1-7　肺内纤维化引起的支气管扩张

右上肺尖段有数个小环状透亮影,壁较厚,周围有条索状影,右侧胸腔轻度塌陷。所见为肺结核引起的支气管扩张。

八、慢性支气管炎

慢性支气管炎是支气管的慢性炎症,其临床诊断标准与 X 线检查所见为大家所熟知,一般 CT 扫描很少单独用于慢性支气管炎的诊断,胸部 CT 检查主要是在普通 X 线检查基础上用于鉴别诊断。当临床症状不明确,胸片上发现网状纹理,常为排除其他疾病而进行胸部 CT 扫描。对于慢性支气管炎诊断明确,临床症状加重,胸部 X 线片不能除外肿瘤时也可做胸部 CT 扫描。

（一）病理

慢性支气管炎的病理变化是支气管黏膜充血、水肿、杯状细胞增生,黏液腺肥大,管腔内分泌物增加并有表皮细胞脱落,萎缩及鳞化。由于炎症的反复发作,支气管壁内结缔组织增生,并可见炎性细胞浸润,管壁内弹力纤维破坏,软骨变性萎缩,支撑力减弱,易于扩张或塌陷,慢性支气管向其周围蔓延可引起支气管周围炎,若炎症反复发作可引起支气管周围纤维化,慢性支气管可引起支气管扩张,肺间质性纤维化,肺炎及肺心病等并发症。

（二）CT 表现

慢性支气管炎的 CT 表现反映了它的病理变化,主要有以下几点:

1.轨道征

慢性支气管炎时,由于支气管壁炎性增厚呈轨道征(图 4-1-8);呈平行线状高密度影与支气管走行方向一致,此征以高分辨 CT 扫描显示更加清晰。

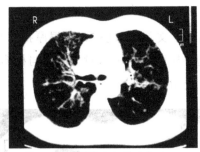

图 4-1-8　慢性支气管炎轨道征

两肺纹理紊乱,右上叶前段支气管及其分支与后段支气管壁均显示增厚。

2.肺气肿与肺大泡

CT 较普通 X 线更为敏感地显示小叶中心性肺气肿,全小叶肺气肿以及肺大泡等征象。

3.弥漫性慢性炎症

肺野内可见多个斑点状与小斑片状密度增高影;多数代表小叶性肺炎或有部分不张。

4.中叶慢性炎症

慢性支气管炎时合并中叶慢性炎症较常见,胸部 CT 扫描可发现胸片上不易显示的中叶慢性炎症与并发的支气管扩张,在 CT 上于中叶区可见不规则索条状与斑片状高密度影及比较厚的环形影。

5.间质性纤维化改变

肺纹理增多紊乱,可呈网状,以肺野外周明显。

6.肺动脉高压

CT 可准确测量肺动脉的直径,肺动脉高压时右肺动脉直径>15mm,肺中内带肺动脉增粗,周围肺动脉纤细,扭曲(图 4-1-9)。

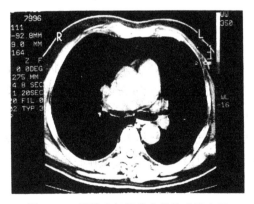

图 4-1-9　慢性支气管炎合并肺动脉高压

主肺动脉高度扩张,直径达 31mm,右肺动脉明显增粗,直径约 20mm。

九、中央型肺癌

中央型肺癌指肺段及以上支气管起源的肺癌。临床表现包括刺激性咳嗽、喘鸣音、呼吸困难、咯血、胸痛及继发感染症状。

(一)诊断要点

1.直接征象

支气管内肿块、管壁增厚、管腔缩窄或截断、肺门区肿块(图 4-1-10)。

2.间接征象

局部肺过度充气、阻塞性肺炎及肺不张,后者与肺门肿块形成"金 S 征",支气管内黏液潴留。

3.局部侵犯及远处转移

它包括胸内淋巴结、肺、心血管、胸膜、胸壁与骨骼。

(二)特别提醒

增强扫描可区别肺门肿块与远侧阻塞性病变,仿真内镜显示支气管阻塞情况。

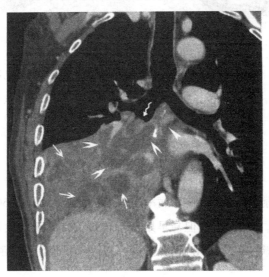

图 4-1-10 中央型肺癌

男,71 岁。右中间支气管阻塞、局部中度强化肿块(白波浪弯箭),其远侧柱状(3 个白短燕尾箭头)及分支状(3 个白箭)低密度、不强化影,右中下叶实变及强化,隆突下淋巴结大(白箭头)

十、周 围 型 肺 癌

周围型肺癌指起源于段以下支气管或肺泡上皮的肺癌,包括多种组织学类型。早期常无症状,晚期出现咳嗽、痰中带血、胸痛、呼吸困难,以及转移和侵犯邻近结构的表现。

(一)诊断要点

(1)多为边界清楚的分叶状类圆形或块状影,边界不规则及毛刺状突出,内见空泡征与含气支气管征(图 4-1-11A、B),周围见胸膜凹陷征、供养血管征、支气管插入或截断。

(2)中、重度强化及淋巴结等转移征象。

（二）特别提醒

CT 灌注对鉴别诊断具有重要价值。

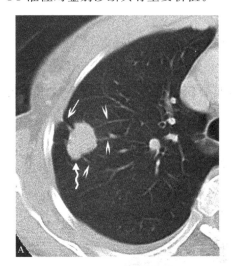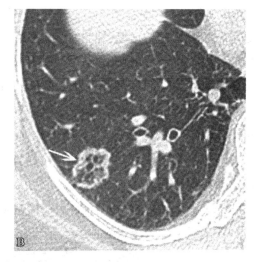

图 4-1-11　周围型肺癌

A.女,55 岁。腺癌。右上叶外侧胸膜下不规则肿块(白色波浪弯箭),外侧见胸膜凹陷(白箭),肺门侧多发血管(3 个白色燕尾箭头)。B.女,49 岁。高分化腺癌。右下叶外基底段分叶状结节(白箭),内见晕状磨玻璃病变及泡状低密度

十一、肺腺癌

肺腺癌属于非小细胞肺癌,是目前发病率增长最快的肺癌,已占 50%,起自于支气管黏膜上皮或大呼吸道黏液腺。生长缓慢,但易早期血行转移。常见于女性及非吸烟患者。临床表现无特异性,包括咳嗽、痰中带血或咯血、低热、胸痛及声嘶、颈面区水肿等。

（一）诊断要点

（1）以周围型结节或肿块最常见(75%),边缘毛糙,常见分叶与毛刺、胸膜凹陷征,内部可见空泡征及含气支气管征,但少见空洞。不典型者可为大肿块、弥漫性肺炎样、多发淋巴结转移似淋巴瘤等。

（2）少数表现为中央型肺癌的征象。

（二）特别提醒

易转移至脑及肾上腺。

十二、肺鳞状细胞癌

肺鳞状细胞癌仅次于腺癌,约占肺癌的 33%,与吸烟密切相关。多起自于较大支气管(段及段以上)黏膜,早期转移较少,预后优于腺癌。

（一）诊断要点

（1）中央型占66%，表现为支气管内及肺门肿块＋阻塞性肺不张与肺炎，常见"金S征"，少见表现包括支气管扩张及黏液嵌塞等。

（2）周围型，约占33%，其特点是肿块较大，边缘分叶，易见坏死及空洞，空洞特点为偏心性、内外壁均不光整，并可直接侵犯周围结构，如胸壁。

（二）特别提醒

肺鳞状细胞癌与腺癌可并存。

十三、小细胞肺癌（SCLC）

小细胞肺癌（SCLC）占肺癌15%～20%，具有高度侵袭性，就诊时常已出现转移。起源于支气管黏膜基底层的嗜银细胞，属于神经内分泌肿瘤，免疫组化染色神经元特异性烯醇化酶（NSE）阳性具有特异性。临床表现中，内分泌异常及副肿瘤综合征具有提示诊断的作用。

（一）诊断要点

（1）中央型占95%，呈肺门区实性肿块伴肺门、纵隔淋巴结转移，融合后形成"冰冻纵隔"，原发灶小，而纵隔转移灶大（图4-1-12A）。

（2）仅5%为周围型，以病灶小、而转移较早为特点，边缘可见毛刺及分叶（图4-1-12B）。

（二）特别提醒

早期转移及内分泌异常提示本病诊断。

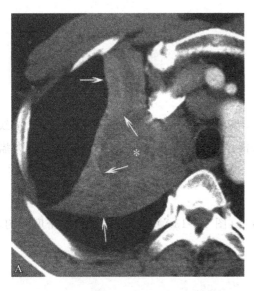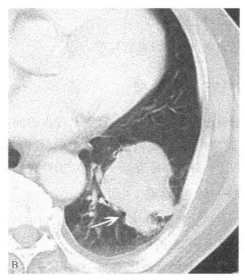

图4-1-12 小细胞肺癌

A.男,49岁。右上纵隔旁中度强化肿块（白色星号），其远侧的右上叶体积缩小、实变及明显强化（4个白箭）。B.男,74岁。左下叶巨大软组织密度肿块，边缘分叶（白箭）

十四、弥漫性细支气管肺泡癌（BAC）

弥漫性细支气管肺泡癌（BAC）仅占肺癌 5%。2011 年国际肺癌新分类已取消 BAC 个词，代之以原位腺癌、鳞屑样生长的浸润性腺癌及浸润性黏液腺癌。弥漫性 BAC 占所有 BAC 的 40%，瘤细胞沿支气管及肺泡壁生长，分非黏液性与黏液性两类。部分病例的大量黏液性痰为其临床特点。

（一）诊断要点

（1）两肺多灶性或弥漫性实变或磨玻璃病变（GGO），密度较低，内见含气支气管征。

（2）也可呈弥漫性多发结节，边界清楚或模糊，有时见空洞化，壁较厚且不均匀。

（二）特别提醒

实变或 GGO 内枯枝状支气管及增强显示其内强化血管走行为其特征。

十五、肺类癌

肺类癌约占肺肿瘤 2%，为具有神经内分泌分化的低恶度肿瘤。瘤细胞排列呈巢状与带状，内见神经内分泌颗粒。平均 45 岁，女性略多见，以 Cushing 综合征及类癌综合征为特征。实验室检查 5-HT、ACTH 等增高。

（一）诊断要点

（1）大部分（85%）为中央型，表现为肺门肿块伴远侧阻塞肺改变等。

（2）周围型者呈类圆形或长条形肿块，可伴钙化及毛刺、胸膜凹陷等。

（3）增强扫描常为明显强化。

（二）特别提醒

可出现淋巴结及血行转移。

十六、肺肉瘤

肺肉瘤少见，起源于间叶组织，仅占肺肿瘤 5% 以下，包括纤维肉瘤、平滑肌肉瘤、横纹肌肉瘤、间皮肉瘤、脂肪肉瘤、血管肉瘤、骨肉瘤、滑膜肉瘤等，其中纤维肉瘤和平滑肌肉瘤占 50% 以上。好发年龄为 40～60 岁，男性较多见。临床表现无特异性。

（一）诊断要点

（1）以周围型肿块多见，常＞5cm，可有浅分叶（图 4-1-13A），但一般无毛刺，密度均匀，少数见坏死及脂肪、钙化密度。

（2）常呈较明显强化（图 4-1-13B）。

（3）随访显示病变增大较快。

（二）特别提醒

可出现淋巴结与血行转移、支气管受压缩窄，少数中央型肿块者形似肺癌。

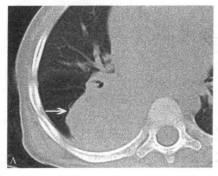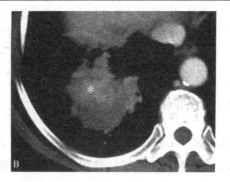

图 4-1-13　肺肉瘤

A.男,4岁。横纹肌肉瘤。右下叶边界清楚的巨大肿块(白箭),其外侧为低密度的空气潴留。B.女,59岁。血管肉瘤。右下叶不规则肿块,前部强化明显(白色星号)

十七、肺 转 移 瘤

肺转移瘤为肺外或肺内恶性肿瘤经血行、淋巴途径、支气管等侵入肺、形成与原发肿瘤组织学一致的瘤灶,常见原发瘤包括肺癌、乳腺癌、胃肠道癌及泌尿生殖系统恶性肿瘤等。多数患者临床表现不明显,少数出现咳嗽、痰中带血或咯血、呼吸困难等。

(一)诊断要点

(1)单发或多发结节或肿块、粟粒状病变,随机分布,边界清楚,无毛刺与分叶,大小从微结节至巨大肿块(图 4-1-14A)。

(2)瘤灶肺门侧见血管引入。

(二)特别提醒

鳞状细胞癌、移行细胞癌、胃肠道腺癌、肉瘤等转移灶易出现空洞;转移瘤也可侵犯大呼吸道(图 4-1-14B)。

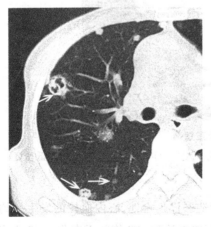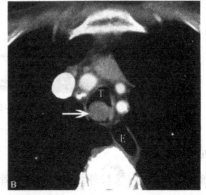

图 4-1-14　肺转移瘤

A.男,59岁。直肠癌肺转移。右肺多发大小不等的结节,胸膜下多见,部分内见空洞(3个白箭),左肺类似多发病变(未列出)。B.男,74岁。食管癌气管转移。胸段气管(T)内明显强化的圆形肿块(白箭),(E)食管

第二节 心脏与大血管疾病

一、心肌梗死

冠状动脉一支或几支的狭窄或阻塞,影响了所支配区域的心肌血供,导致进行性心肌缺血性损害,心肌不同程度地被结缔组织取代。心肌损害可为急性梗死也可为逐渐发展的过程。

常规 CT,高速螺旋 CT 或 CineCT 均可显示心梗的部位,大小及合并症。

(一)心肌梗死

急性心肌梗死一般都应做紧急抢救治疗,非 CT 扫描的适应证。

慢性心肌梗死:造影 CT 可显示心死部位心肌变薄,运动减弱,心电门控 CT 扫描或 Cine CT 可显示心肌收缩增厚率下降或消失,心功能可有不同程度之下降。

(二)室壁瘤

室壁瘤是急性心肌梗死的重要合并症;发生率为 12%~15%,大多数室壁瘤是慢性逐渐形成的。如患者于急性心梗后数周或数月,显示慢性充血性心衰或发生周围性血栓,多提示有室壁瘤形成,CT 扫描是检查室壁瘤的良好的无创性方法。

通常左室前壁和室间隔受累,于心室收缩期,有功能的心肌收缩,室壁瘤部位心肌向外扩张,局限性膨突,射血分数下降,心搏出量下降,心室舒张时,血容量增加(图 4-2-1)。

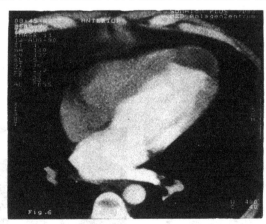

图 4-2-1 室壁瘤

CT 增强扫描示左心室前壁局限性膨突,心肌变薄,可见较厚的附壁血栓呈低密度。

(三)心内血栓

CT 能确定心肌之内缘与外缘,这是较血管造影优越之处,心内血栓的发生率约为 20%~60%,注射造影剂后,心室壁和心腔密度增加,而壁血栓的 CT 值却无变化。CT 与超声对于壁血栓的检出率大致相同,但对于左房,尤其左房侧壁与左房耳部的血栓 CT 优于超声。

冠状动脉架桥术后:冠状动脉架桥术后能恢复心肌的血液供应,手术后症状复发常见,原因多为冠状动脉进行性狭窄或移植血管的闭塞。

　　常规 CT 与 Cine CT 均能显示冠状动脉搭桥血管通畅与否;据报告 Cine CT 观察移植血管的准确性＞90%(与血管造影组对照);CT 对于前降支与右冠状动脉的观察优于对于回旋支的观察。CT 扫描层面应避开金属夹。大约在肺动脉分叉水平进行扫描。移植的短路血管可以从下向上观察,以时钟走向定位;右冠大约在 9～11 点,左前降支在 12～2 点;回旋支大约在 2～4 点;主动脉充盈同时,如两个相邻解剖层面显示移植血管时,判定其通畅程度比较有把握。

(四)冠状动脉钙化

　　是诊断冠心病的一个重要指标,特别是高速与超高速 CT 能清晰地检出冠状动脉之钙化(图 4-2-2),并可做出定量分析;国内外研究资料表明,用冠状动脉的钙化来诊断冠状动脉粥样硬化是十分可靠的。明显的钙化提示患者的冠状动脉存在有意义的狭窄。故可用于诊断早期与亚临床的隐性冠心病;并可指导预防性治疗。CT 扫描可监测经治疗后钙化有否扩大或缩小,用以判断疗效与病变的进展情况。

二、心肌病

　　心肌病可分为功能性的和病原性的。心肌病在临床上诊断困难,常规 X 线通常对心肌病的确诊帮助不大。其诊断主要依靠超声心动图与磁共振成像,CT 也有较大帮助。

　　肥厚型心肌病以心室肌块的不对称肥厚,左心室容积缩小,肌小梁肥大为特点;CT 扫描能显示左心室的非对称性肌肥厚的程度。对扩张型心肌病高速与 Cine CT 可凭借测定心室的容积和射血分数来估计扩张性心肌病的严重程度,可记录治疗后射血分数和容积的改变,能定量监测心功能不全的进展情况。

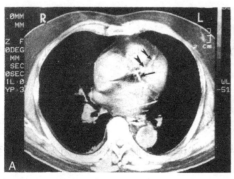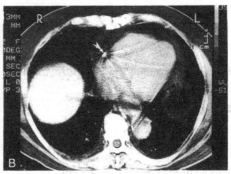

图 4-2-2　冠状动脉钙化

冠心病患者。A.显示左冠状动脉主干(▲),前降支(↑)与回旋支(↑)钙化;B.显示右冠状动脉钙化(↑)。

三、先天性心包异常

　　先天性心包异常少见,它包括心包的部分缺损和缺如,囊肿,憩室和良性畸胎瘤等。

（一）心包缺损

大多数心包缺损是部分性的，完全性缺如只占9％，大约70％的缺损在左侧，其中约50％为完全缺如，另1/2病例，心包呈部分缺损，右侧部分缺损只占4％，而膈心包缺损约占17％。

大约1/3心包缺损的患者有其他先天异常，包括房隔缺损、动脉导管未闭、支气管囊肿、隔离肺、二尖瓣狭窄、法洛四联症等。

CT扫描可显示心包缺损和可能合并的心血管畸形和异常。CT可发现纤维心包的缺失，心脏与肺直接接触，当膈心包缺如是心包腹腔交通的组成部分时，CT能显示腹腔脏器或脂肪疝入心包。

（二）心包囊肿和憩室

心包囊肿和憩室是少见的病变，大多数心包囊肿包含清亮的液体，CT密度在0～20Hu。常位于右侧心膈角（图4-2-3A）。真性的心包囊肿包含心包各层，不与心包腔交通。CT扫描显示心包囊肿是均质性的，多数为单房，呈圆形或椭圆形，有的带蒂，约3～8cm大小，壁薄，光滑（图4-2-3B），偶尔心囊肿壁可发生钙化。先天性心包憩室与心包囊肿相似，但与心包交通，并有壁层心包包绕，两者CT表现相似。

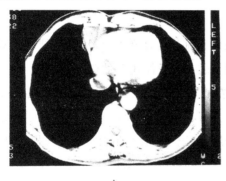 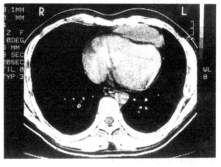

A   B

图 4-2-3　心包囊肿

A.于右心膈角处有一类圆形水样密度影，边缘光滑锐利。B.另一病例心前缘与胸壁之间可见略呈新月形的水样密度影，约6.2cm×2.2cm大小，边缘光滑锐利

四、心包积液

正常心包腔内包含大约20～30mL液体，当引流心脏的静脉或淋巴管阻塞均可导致心包积液，此时心包积液来自于脏层心包。

心包积液的密度随所含蛋白质、细胞和脂肪成分的量而变化，常见的浆液性心包积液的原因是充血性心力衰竭、低蛋白血症、胸部放射线损伤等。浆液血性积液通常由外伤，肿瘤和急性心梗及凝血机制障碍所致，乳糜性心包积液罕见，可由胸导管损伤造成，渗出性的积液见于心包感染和肿瘤。

CT扫描很容易发现心包积液，少至50mL的液体即可检出。正常心包厚度在CT上测量上界为4mm,如>4mm为异常。仰卧位CT扫描时,少量的心包积液位于左室与右房之后外侧,较大量积液形成包围心脏带状水样密度影(图4-2-4),这时的心包积液量在200mL以上。渗出液与血性积液密度较高,可为软组织密度。CT难以区分良性还是恶性积液。

心包积液经常因为粘连而引起包裹,其好发部位位于背侧与右前外侧,如此粘连通常为以前手术或心包炎的后果。

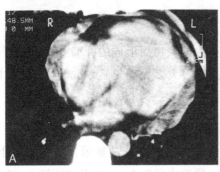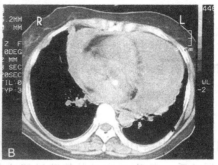

图 4-2-4 心包积液

A.左室与右房之后外侧新月形水样密度影为中等量心包积液。B.大量心包积液包绕心腔,左侧积液厚达5.7cm,心脏向右侧移位。

五、缩窄性心包炎

缩窄性心包炎是一种不太常见的心包疾患。病变的心包束缚了心腔的膨胀,引起两侧心室进行性舒张功能障碍,可由感染、尿毒症、类风湿关节炎、原发或转移性肿瘤,以及特发性的原因引起。在临床上,缩窄性心包炎与限制型心肌病两者鉴别困难;CT则有较大帮助。缩窄性心包炎的主要CT征象是心包增厚,约在0.5~2.0cm,呈弥漫性,但可不均匀,也可呈局限性增厚,有些病例增厚的心包内可出现钙化(图4-2-5A)。此外,因体静脉压力升高,上腔静脉和下腔静脉扩张(图4-2-5B),肝大,胸腔积液。增强扫描可显示扩张的左右心房,成管状的左右心室,以及室间隔变直、肥厚。限制型心肌病可有上述征象,但无心包增厚与钙化。

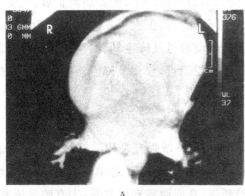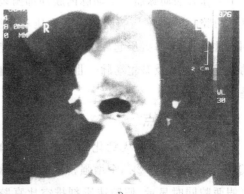

图 4-2-5 缩窄性心包炎(结核性)

A.心包右前部局限性增厚,密度明显高于软组织(有钙质沉积);B.心底部层面示上腔静脉明显增粗。

心包增厚可见于其他一些原因,如放射线照射、外伤,但无血液动力学改变的 CT 征象。因此,如只有局部或弥漫性的心包增厚,而无临床或 CT 体、肺静脉高压之征象不要轻易诊断为缩窄性心包炎。

六、主动脉瘤

(一)病因病理和临床表现

主动脉瘤指局部主动脉壁全层均有病理性扩大或突出而形成的肿瘤。病因主要是动脉粥样硬化,其他还有主动脉炎、感染等。老年男性多见,大多无明显症状,常为影像学检查偶然发现。

(二)诊断要点

平扫可观察瘤壁钙化及大致确立主动脉瘤部位。增强可清楚显示主动脉瘤大小、部位及与周围脏器关系。表现:①主动脉管腔局部扩大,管腔直径>4cm;②周围性钙化,动脉瘤的动脉内膜粥样钙化为周围性钙化;③附壁血栓形成;④主动脉瘤增大压迫推移气管、食管、上腔静脉等;⑤主动脉瘤渗漏或破入周围脏器。

(三)鉴别诊断

需与主动脉夹层、假性动脉瘤相鉴别。

(四)特别提示

本病最主要的并发症是主动脉瘤破裂。CTA 血管造影可为临床提供动脉瘤大小、长度、瘤颈直径、角度等信息。诊断金标准是血管造影。

七、主动脉夹层动脉瘤

(一)病因病理和临床表现

主动脉夹层动脉瘤由于动脉内膜局部撕裂,受强力的血液冲击,内膜剥离扩展,主动脉形成真假两腔。本病 10% 病例伴发高血压和动脉粥样硬化。根据夹层累及范围分为 DeBakey Ⅰ、Ⅱ、Ⅲ型。Ⅰ型,夹层起源于主动脉近端,伸展到主动脉弓及降主动脉。Ⅱ型,夹层起源于主动脉近端,仅累及升主动脉。Ⅲ型,夹层起自动脉韧带附近,仅累及降主动脉。最常见的症状是胸痛。

(二)诊断要点

平扫主要是了解有无钙化和主动脉扩张的大致范围。增强宜采用动态扫描。具体表现为:①内膜钙化内移;②两个增强密度的主动脉腔被一内膜瓣所分隔;③真假两腔的显示,增强后真假两腔同时显示,假腔造影剂排空比真腔稍延迟,真假两腔密度差异;④真腔受压变形;⑤血栓形成,多见于假腔内;⑥内膜破口显示;⑦升主动脉或降主动脉局限性或广泛性增宽;⑧主动脉夹层并发症是漏出或破裂造成心包、纵隔和胸腔积液或积血。

（三）鉴别诊断

需与主动脉瘤、假性动脉瘤、大动脉炎、主动脉硬化相鉴别，以上病变均无双腔影。

（四）特别提示

本病不治疗预后差，病死率高，因此早期诊断极为重要。CTA在诊断、术前评估中起重要作用。

八、假性动脉瘤

（一）病因病理和临床表现

假性动脉瘤指动脉管壁被撕裂或穿破，血液自此破口流出而被主动脉邻近的组织包裹而形成血肿。主要为创伤和手术并发症，其他还有感染和动脉粥样硬化。病理表现为动脉血管破裂，在血管周围形成局限性纤维包裹性血肿，并且仍与受损母体血管相通。假性动脉瘤瘤壁主要由纤维组织构成。

（二）诊断要点

(1)平扫假性动脉瘤的瘤壁和瘤腔内常有斑块状或斑片状钙化。

(2)增强后，在主动脉腔显影后假性动脉瘤内开放的管腔开始显影。假性动脉瘤与主动脉之间有颈相连，增强和延迟扫描见假性动脉瘤显影和排空较主动脉迟。

(3)瘤腔内常有多量血栓存在。

(4)瘤壁钙化和强化。

(5)压迫纵隔邻近器官，如压迫气管、肺动脉等。

（三）鉴别诊断

同纵隔血肿、真性动脉瘤、夹层动脉瘤等鉴别。

（四）特别提示

外伤、手术是其主要致病因素，应密切联系临床病史。CTA血管造影可为临床提供动脉瘤大小、长度、瘤颈直径、角度等信息。

第五章 颅脑疾病 MRI 诊断

第一节 先天性畸形

一、Chiari I 型畸形

(一)病理和临床

Chiari 畸形即小脑扁桃体下疝畸形,属先天性颅后窝畸形,表现为小脑扁桃体及下蚓部疝入颈部椎管内。一般分为 4 型,Chiari I 型为最轻而常见的类型,常合并颈段脊髓空洞症、脑积水、颅颈交界区畸形、寰枕融合畸形、寰椎枕化等,一般无其他脑畸形及脊髓脊膜膨出。

多见于大龄儿童和成人。可有感觉障碍、肢体乏力、步态不稳等症状。轻者甚至无症状。

(二)诊断要点

(1)小脑扁桃体下端变尖呈舌形,由枕骨大孔向下疝入椎管超过 5mm(正常＜3mm,3～5mm 为可疑),以矢状位显示最佳。

(2)一般无延髓及第四脑室变形和下疝。

(3)可合并脊髓空洞症,大多数限于颈段,呈管状或"腊肠样"长 T_1、长 T_2 信号,部分 T_2WI 高信号空洞中可见梭形或斑片状低信号,为脑脊液流空现象。

(4)可合并脑积水、颅颈交界区畸形、寰枕融合畸形、寰椎枕化等。

(三)鉴别诊断

本病主要须与颅内压增高所致扁桃体枕骨大孔疝、Chiari 畸形的其他类型鉴别。

(四)特别提示

Chiari I 型畸形的第四脑室与延髓位置正常或延髓轻度下移,此为与其他类型的 Chiari 畸形的鉴别点。

二、Dandy-Walker 综合征

(一)病理和临床

Dandy-Walker 综合征属于颅后窝先天发育异常,病因不明。病理改变主要有第四脑室正

中孔和侧孔的闭锁而引起小脑蚓部不发育或发育不全、颅后窝囊肿与扩大的第四脑室相通。约 50％可合并胼胝体发育不良、灰质异位、脑裂畸形、多小脑回畸形、无脑回畸形及脑膨出等中枢神经系统其他畸形。临床可表现发育迟缓、头围增大、癫痫、脑积水等相关症状。

(二)诊断要点

(1)矢状位上见颅后窝巨大囊肿,呈脑脊液信号,并与扩大的第四脑室相通。

(2)小脑下蚓部缺如或发育不良。

(3)小脑幕、窦汇及横窦上移,超过人字缝。

(4)脑干可发育不良,并且受压向斜坡方向推移。

(5)幕上脑室系统呈不同程度扩张。

(三)鉴别诊断

本病主要须与颅后窝巨大蛛网膜囊肿、巨大枕大池、Joubert 综合征等鉴别。

(四)特别提示

与颅后窝巨大蛛网膜囊肿鉴别时应注意观察小脑蚓部发育情况。

三、灰质异位

(一)病理和临床

灰质异位是指在胚胎发育过程中成神经细胞未能及时地移动到皮质,导致神经元在异常部位的聚集和停留,包括室管膜下、白质内或皮质下。可发生在单侧或双侧,局限或弥漫,可对称或不对称。灰质异位可合并脑裂畸形、胼胝体发育不全或其他先天性异常。

多见于年轻人,临床症状最常见的症状是癫痫,尤其是顽固性癫痫,其次为智力发育障碍。

(二)诊断要点

(1)局灶型表现为深部白质或皮质下白质内结节状或板层状灰质信号影,弥漫型灰质异位常表现为皮质下白质内与皮质平行的环状灰质信号影,脑表面的脑回形态多正常。

(2)T_1WI 及 T_2WI 均与脑灰质信号相同,可与正常灰质相连,周围无水肿,无占位效应,注射对比剂后不强化。

(3)室管膜下型表现为位于室管膜下光滑卵圆形结节状或团块状灰质信号影,团块状病灶可突向侧脑室使之受压变形。

(三)鉴别诊断

本病主要须与结节性硬化、沿室管膜生长的颅内肿瘤鉴别。

(四)特别提示

异位的灰质在 T_1WI 及 T_2WI 均与脑灰质信号相同,无灶周水肿,且增强后不强化,这是与其他病变鉴别的关键。

四、结节性硬化

(一)病理和临床

结节性硬化是一种常染色体显性遗传的神经皮肤综合征,特征为多器官系统可见错构瘤或结节,属斑痣性错构瘤病,其中脑部是最常受累的部位。

儿童及少年多见,典型的临床三联征为:面部皮脂腺瘤、智力低下和癫痫。

(二)诊断要点

(1)皮质、皮质下结节常见于幕上,皮质结节 T_1WI 呈低信号, T_2WI 呈高信号,注射对比剂后一般不强化。

(2)室管膜下结节钙化部分在 T_1WI 呈低或高信号,在 T_2WI 呈明显低信号,非钙化部分在 T_1WI 呈中等信号,在 T_2WI 呈高信号,注射对比剂后室管膜下结节可出现强化,强化形式为环形、圆形、斑片状。可见白质内长 T_1、长 T_2 信号的脱髓鞘斑。

(3)常伴发室管膜下巨细胞型星形细胞瘤,好发于室间孔区,呈长 T_1、长 T_2 信号,注射对比剂后明显强化,可压迫室间孔导致梗阻性脑积水。

(三)鉴别诊断

本病主要须与脑囊虫病、室管膜瘤鉴别。

(四)特别提示

结节性硬化的室管膜下结节常出现特征性的钙化结节,因此诊断时应注意结合 CT 表现。

五、神经皮肤综合征

神经皮肤综合征包括神经纤维瘤病、Sturge-We-ber 综合征、结节性硬化、遗传性斑痣性错构瘤及其他的斑痣性错构瘤。

(一)神经纤维瘤病

神经纤维瘤病简称 NF。目前文献已描述了八种类型的 NF,但仅有 Von Recklinghausen 病(NFⅠ型)及双侧听神经瘤(NFⅡ型)得到认可。

1.Von Recklinghausen 病

占 NF 的 90%。与神经元肿瘤、星形胶质瘤有关,属常染色体显性遗传疾病,为第 17 号染色体异常。诊断 NFⅠ型应包括下述至少两项表现:①有六处奶油咖啡斑或奶油咖啡斑大于 5mm;②有一个丛状神经纤维瘤或两个以上任何类型的神经纤维瘤;③腋窝及腹股沟有雀斑;④两个或多个着色的虹膜错构瘤;⑤视神经胶质瘤;⑥低级别胶质瘤;⑦特异性骨损伤(蝶骨大翼发育不全)。

NFⅠ型合并视神经胶质瘤时,病变可累及单侧或双侧视神经、视交叉、视束、外侧膝状体及视放射。平均发病年龄为 5 岁。大多数病例组织学表现相对良性。MRI 显示病变在 T_1WI

呈中等或稍低信号,在 T_2WI 呈中等或明显高信号。有时,在 T_2WI 可见基底核、大脑脚、小脑半球和其他部位的高信号病变,无明显占位效应。病变在 T_1WI 呈轻度高信号,可能是错构瘤。如果这种病变信号在注射对比剂后强化,应考虑新生物。此外,胶质瘤也可发生于其他部位,但不具 NF Ⅰ 型神经纤维瘤的特点。常见部位包括顶盖导水管周围区及脑干,多为低级别胶质瘤。

NF Ⅰ 型神经纤维瘤还可伴有 Willis 环附近的血管发育不全或狭窄、颅骨改变如蝶骨大翼发育不全、合并颞叶向眼眶疝出及搏动性突眼。NF Ⅰ 型合并的脊柱异常包括脊柱侧弯、椎体后部扇形变、椎弓根破坏、脊膜朝向侧方膨出等。

2.NF Ⅱ 型

发生率少于 NF Ⅰ 型,与脑膜及神经鞘细胞的肿瘤有关。属于常染色体显性遗传疾病,为第 22 号染色体异常。发病无性别差异。有下述一项或多项表现,即可诊断:①双侧听神经肿物;②单侧听神经瘤伴有神经纤维瘤或脑膜瘤,单发或多发(图 5-1-1);或伴有胶质瘤,如脑内、髓内星形细胞瘤及髓内室管膜瘤;或伴有其他脑神经的神经鞘瘤、脊柱神经多发神经鞘瘤;或伴有青少年晶状体浑浊。NF Ⅱ 型较少伴有皮肤异常表现。

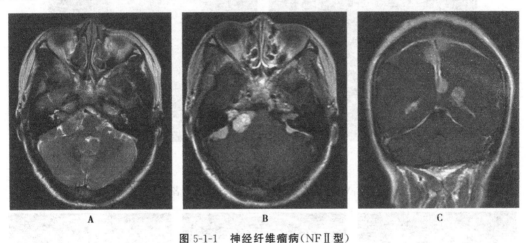

图 5-1-1 神经纤维瘤病(NF Ⅱ 型)

A.轴面 T_2WI;B.轴面增强 T_1WI;C.冠状面增强 T_1WI;双侧听神经瘤(右侧为著)及多发脑膜瘤清晰可见

(二)Sturge-Weber 综合征(SWS)

SWS 也称脑三叉神经血管瘤病。血管痣发生在第 Ⅴ 脑神经分布区的部分或整个面部。神经系统影像的典型表现为血管瘤病畸形的后遗症,而非畸形本身。钙化在 SWS 常见。CT 可见沿脑回分布的曲线形钙化,常始于枕叶,逐渐向前发展。脑内钙化与面部血管痣多在同侧,部分患者为双侧钙化。钙化在 MRI 呈低信号区。CT 及 MRI 均可见脑萎缩,典型者位于枕叶,亦可累及整个大脑半球,脑沟增宽(图 5-1-2)。常为单侧,且与面部血管痣同侧。注射对比剂后增强扫描,病变区灰质可轻度或明显强化,75% 的患者有同侧脉络丛显著增大及强化。脑白质在 T_2WI 可有局灶性高信号,可能与反应性胶质增生有关。此外,髓静脉和室管膜下静脉迂曲扩张。DSA 检查显示动脉期正常；皮质静脉引流异常，如静脉引流延迟和血流淤滞，呈现弥漫而均匀的毛细血管染色；髓静脉和室管膜下静脉扩张，可见侧支静脉引流。

（三）结节性硬化（TS）

TS 也称 Bourneville 病。为常染色体遗传性疾病。临床表现包括皮脂腺瘤、癫痫发作及智力低下，但三者可不同时出现；可有多器官错构瘤。神经系统影像检查，CT 及 MRI 可显示室管膜下结节，尤以 MRI 明显，结节信号强度与脑白质类似。皮质也可有结节病变，后者在 T_1WI 为等或低信号，在 T_2WI 为高信号，边缘可不清楚（图 5-1-3），可能与胶质增生或脱髓鞘有关。患者典型的肿瘤表现是室管膜下巨细胞星形细胞瘤，常位于莫氏孔附近，注射对比剂后有强化。室管膜下其他部位的结节如有强化表现，也应考虑恶性病变，至少为组织学活跃病变，并可能进展。CT 检查约半数患者可见颅内钙化。

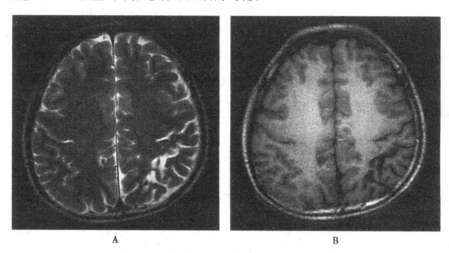

图 5-1-2　Sturge-Weber 综合征

A、B.轴面 T_2WI 及 T_1WI 显示左顶叶皮质下脑萎缩。患者伴有左侧面部血管痣

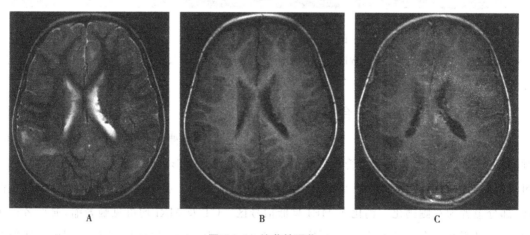

图 5-1-3　结节性硬化

A、B.轴面 T_2WI 及 T_1WI 显示室管膜下多个结节以及皮质结节及皮质下白质改变；C.轴面增强 T_1WI 显示结节强化不明显

（四）Von-Hippal-Lindau 病（VHL）

VHL 为常染色体显性遗传性多系统病变（外显率约 100％），以中枢神经系统及腹腔器官囊变、血管瘤、新生物为特征。临床诊断 VHL 依据包括：

①存在一个以上的中枢神经系统血管网织细胞瘤；②一个中枢神经系统血管网织细胞瘤，伴有一个内脏病变；③患者有阳性家族史，同时存在一种阳性病变。中枢神经系统血管网织细胞瘤多发生在小脑或延颈髓交界处，约占所有颅后窝肿瘤的 7％～12％，半数患者伴发 VHL。实性血管网织细胞瘤约占 20％。肿瘤呈囊性结构同时伴有壁结节占 80％，囊内信号高于脑脊液，壁结节为等密度或等信号，较大结节在 T_2WI 有时可见血管流空信号，注射对比剂后结节明显强化（图 5-1-4）。多发血管网织细胞瘤占 10％。幕上血管网织细胞瘤罕见，但在 T_2WI 有时可见白质局灶性高信号区。伴有眼部病变时，注射对比剂后可见视网膜强化。DSA 可显示一个或多个血管结节染色，囊性部分表现为大片无血管区。

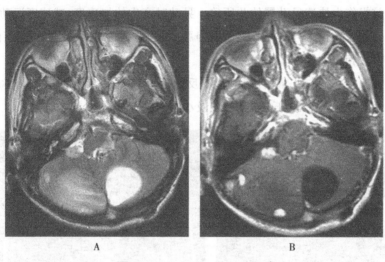

图 5-1-4　Von-Hippal-Lindau 病

A、B.轴面 T_2WI 及增强 T_1WI 显示双侧小脑半球片状及囊性异常信号，注射对比剂后可见壁结节及脑组织内结节样强化病变

六、先天性脑积水

脑积水通常指由于脑脊液流动受阻或脑脊液过剩所引起的动力学变化过程。从侧脑室到第四脑室出孔的任何部位，脑脊液流动受阻所致脑积水称非交通性脑积水；脑脊液吸收障碍所致脑积水称交通性脑积水。MRI 有助于显示较小的脑脊液循环梗阻病变，精确描述脑室解剖，观察脑脊液流动。室间孔闭塞所致脑积水多为继发性，先天性闭锁罕见。先天性中脑导水管狭窄为发育畸形，CT 及 MRI 可见侧脑室及第三脑室扩大而第四脑室形态正常（图 5-1-5）。正中矢状面 MRI 可清晰显示导水管狭窄及其形态。脑积水时侧脑室周围的长 T_1、长 T_2 信号与脑脊液外渗形成的间质水肿有关。MRI 可排除导水管周围、第三脑室后部或颅后窝病变所致脑积水。Chiari Ⅱ型畸形及 Dandy-Walker 综合征可伴有脑积水。正常的脑室也可生理性

扩大,且随年龄增长而变化。早产儿常有轻度脑室扩大。

七、早期婴儿脑损伤

早期婴儿脑损伤,尤其新生儿缺血缺氧性脑病,是指新生儿窒息后导致的缺血缺氧性脑损害,是围生期足月儿脑损伤最常见的原因。临床表现为一系列脑病症状。近年来由于产科监护技术的进展,其发病率已经超过产伤性颅内出血。病变早期 CT 或 MRI 检查可见斑点状或弥漫性低密度或长 T_1、长 T_2 信号区,严重者大脑半球呈弥漫性异常密度或 MR 信号,脑灰、白质界线消失。病变后期 MRI 可见髓鞘形成延迟、脑室扩大、脑萎缩等征象。

新生儿颅内出血是早期婴儿脑损伤的另一主要类型,相关病变包括脑内出血、脑室出血、蛛网膜下隙出血及硬膜下出血,以脑室出血或室管膜下出血多见。多发生在早产儿。CT 或 MRI 可见侧脑室室管膜与尾状核之间有出血密度或 MR 信号。出血较多时,血液可沿脑室扩散。

非外伤性脑损伤由快速晃动婴幼儿所致。晃动时产生的加速度、减速度运动,可造成脑充血及脑水肿。快速晃动也可导致硬膜下腔桥静脉断裂,造成硬膜下腔或蛛网膜下隙出血。神经影像检查可发现相应的异常表现。

缺血缺氧性脑损伤需与儿童受虐待所致"反转征"鉴别。后者 CT 表现为弥漫性脑灰、白质密度减低或两者界线不清,但丘脑、基底核及小脑密度相对增加。

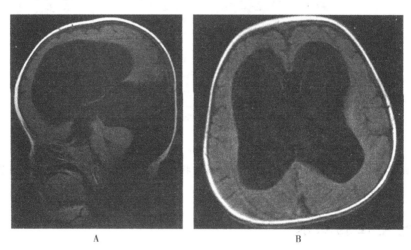

A   B

图 5-1-5　脑积水

A、B.矢状面及轴面 T_1WI 显示侧脑室及第三脑室扩大,第三脑室前疝

第二节　颅脑外伤

一、硬膜外血肿

硬膜外血肿是指外伤后积聚在硬膜外腔的血肿。硬膜外血肿占颅脑损伤的 2%～3%,占

全部颅内血肿的 30%，成人多见，小儿较少发生。绝大多数是由于颅骨骨折引起脑膜中动脉撕裂，形成急性硬膜外血肿；少数为静脉源性，血肿形成晚，可呈亚急性或慢性病程。硬膜外血肿大多位于颞部，其次是额、顶部。由于硬脑膜与颅板紧密相贴，故血肿范围较局限。

MRI 表现

（1）颅骨内板下梭形异常信号，边缘光滑锐利，通常血肿较局限，一般不跨越颅缝。

（2）急性期硬膜外血肿在 T_1WI 信号与脑组织类似，血肿与脑组织间可见线样低信号的硬脑膜，在 T_2WI 血肿呈低信号。

（3）亚急性期硬膜外血肿在 T_1WI 和 T_2WI 均呈高信号。

（4）慢性期硬膜外血肿在 T_1WI 呈不均质等信号或低信号，T_2WI 呈高信号。

（5）增强扫描血肿不强化，包膜可强化。

（6）邻近脑组织受压内移，中线结构向对侧偏移。

二、硬膜下血肿

硬膜下血肿是发生在硬脑膜与蛛网膜之间的血肿。是颅脑损伤常见的继发损害，占颅脑损伤的 5%～6%，占全部颅内血肿的 50%～60%。根据血肿形成时间和临床表现可分为急性、亚急性和慢性三型。①急性期硬膜下血肿：指发生于 3 天以内者，最为常见。其中复合型常为脑挫裂伤直接造成皮质血管破裂引起出血，发展迅速，预后较差；单纯型常为脑底静脉窦破裂，而脑原发损伤不明显，此型虽然出血量较大，常为双侧，但手术治疗预后较好。②亚急性期硬膜下血肿：形成于损伤后 4 天至 3 周，原发脑损伤常较轻，常为皮质小血管撕裂，出血较缓慢。③慢性期硬膜下血肿：形成于损伤后 3 周以上者，多见于中老年人。常为桥静脉断裂出血，一般不伴有脑挫裂伤，出血量少而慢，缓慢扩散。硬膜下血肿好发于额颞部，由于蛛网膜几乎无张力，所以血肿范围较广。

MRI 表现

（1）颅骨内板下方新月形异常信号区，范围常较广，可跨越颅缝，但不越过中线；或位于大脑镰旁、小脑幕上下，呈条带状。

（2）急性期血肿在 T_1WI 上可呈等信号、稍高信号或稍低信号，在 T_2WI 上呈低信号。

（3）亚急性期血肿在 T_1WI 和 T_2WI 上均呈高信号。

（4）慢性期血肿在 T_1WI 上多表现为低信号，在 T_2WI 上呈高信号。

（5）增强扫描血肿包膜强化。

三、外伤性蛛网膜下隙出血

（一）临床表现与病理特征

本病系颅脑损伤后由于脑表面血管破裂或脑挫伤出血进入蛛网膜下隙，常积聚于脑沟、脑裂和脑池。因患者年龄、出血部位、出血量多少不同,临床表现各异。轻者可无症状,重者昏迷。绝大多数患者外伤后数小时内出现脑膜刺激征,如剧烈头痛、呕吐、颈项强直等。少数患者早期可出现精神症状。腰椎穿刺脑脊液检查可确诊。

相关病理过程包括,血液流入蛛网膜下隙使颅内体积增加,引起颅内压升高;血性脑脊液直接刺激脑膜致化学性脑膜炎;血性脑脊液直接刺激血管或血细胞产生多种血管收缩物质,引起脑血管痉挛,进而导致脑缺血、脑梗死。

(二)MRI 表现

CT 显示蛛网膜下隙高密度,多位于大脑外侧裂、前纵裂池、后纵裂池、鞍上池和环池。但 CT 阳性率随时间推移而减少,外伤 24 小时内 95% 以上,1 周后不足 20%,2 周后几乎为零。MRI 在亚急性和慢性期可以弥补 CT 的不足(图 5-2-1)。在梯度回波序列(GRE)T_2WI,蛛网膜下隙出血表现为沿脑沟分布的低信号。本病急性期在常规 T_1WI、T_2WI 无特异征象,在 FLAIR 序列则显示脑沟、脑裂、脑池内弧形或线状高信号。

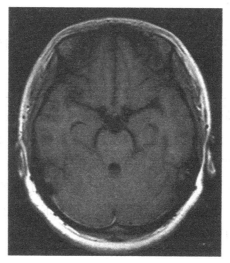

图 5-2-1 蛛网膜下隙出血

轴面 T_1WI 显示颅后窝蛛网膜下隙(脑表面)线状高信号

四、弥漫性轴索损伤

(一)临床表现与病理特征

脑部弥漫性轴索损伤(DAI)又称剪切伤,是重型闭合性颅脑损伤病变,临床症状重,死亡率和致残率高。病理改变包括轴索微胶质增生和脱髓鞘改变,伴有或不伴有出血。因神经轴索(轴突)折曲、断裂,轴浆外溢而形成轴索回缩球,可伴有微胶质细胞簇形成。脑实质胶质细胞不同程度肿胀、变形,血管周围间隙扩大。毛细血管损伤造成脑实质和蛛网膜下隙出血。

DAI 患者常有意识丧失和显著的神经损害表现。大多数在伤后立即发生原发性持久昏迷,无间断清醒期或清醒期短。昏迷的主要原因是大脑轴索广泛损伤,使皮质与皮质下中枢失联,故昏迷时间与轴索损伤的范围和程度有关。临床上将 DAI 分为轻、中、重三型。

(二)MRI 表现

DAI 的 MRI 表现有以下几个方面。①弥漫性脑肿胀:双侧大脑半球皮髓质交界处出现模糊不清的长 T_1、长 T_2 信号,在 FLAIR 呈斑点状不均匀高信号。脑组织呈饱满状,脑沟、裂、池受压变窄或闭塞,多个脑叶受累。②脑实质出血灶:单发或多发,直径多小于 2.0cm,均不构成血肿,无明显占位效应。主要分布于胼胝体周围、脑干上端、小脑、基底核区及皮髓质交界部。在急性期呈长 T_1、短 T_2 信号(图 5-2-2),在亚急性期呈短 T_1、长 T_2 信号,在 FLAIR 呈斑点状高信号。③蛛网膜下隙和(或)脑室出血:出血多见于脑干周围,尤其是四叠体池、环池、幕切迹以及侧脑室、三脑室。平扫 T_1WI、T_2WI 显示超急性期或急性期出血欠佳,在亚急性期可见短 T_1、长 T_2 信号,在 FLAIR 呈高信号。④可合并其他损伤:如硬膜外血肿、硬膜下血肿、颅骨骨折等。本病急诊 CT 常见脑组织弥漫性肿胀,皮髓质分界不清,其交界处可有散在斑点状高密度出血灶,常伴有蛛网膜下隙出血。脑室、脑池受压变小,无局部占位征象。

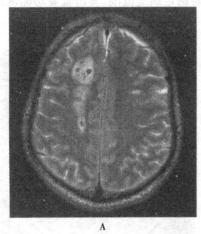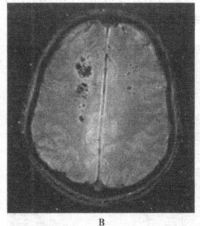

图 5-2-2 弥漫性轴索损伤

A.轴面 T_2WI 显示双额灰、白质交界区片状长 T_2 异常信号,其内混杂点状低信号(出血);B.轴面 GRE T_2*WI 显示更多斑点状低信号(出血)

(三)鉴别诊断

1.DAI 与脑挫裂伤鉴别

前者出血部位与外力作用无关,出血好发于胼胝体、皮髓质交界区、脑干、小脑等处,呈类圆形或斑点状,直径多<2.0cm;后者出血多见于着力或对冲部位,呈斑片状或不规则形,直径可>2.0cm,常累及皮质。

2.DAI 与单纯硬膜外及硬膜下血肿鉴别

DAI 合并的硬膜外、硬膜下血肿表现为"梭形"或"新月形"稍高信号,但较局限,占位效应不明显,可能与出血量较少和弥漫性脑肿胀有关。

五、脑挫裂伤

(一)临床表现与病理特征

脑挫裂伤是颅脑损伤最常见的表现形式之一。脑组织浅层或深层有散在点状出血伴静脉淤血,并存脑组织水肿者为脑挫伤;凡有软脑膜、血管及脑组织断裂者称脑裂伤。习惯上将两者统称脑挫裂伤。挫裂伤部位以直接接触颅骨粗糙缘的额颞叶多见。脑挫裂伤病情与其部位、范围和程度有关。范围越广、越接近颞底,临床症状越重,预后越差。

(二)MRI 表现

MRI 征象复杂多样,与挫裂伤后脑组织出血、水肿及液化有关。对于出血性脑挫裂伤(图 5-2-3),随着血肿内血红蛋白演变,即含氧血红蛋白→去氧血红蛋白→正铁血红蛋白→含铁血黄素,病灶的 MR 信号也随之变化。对于非出血性脑损伤,多表现为长 T_1、长 T_2 信号。由于脑脊液流动伪影或与相邻脑皮质产生部分容积效应,病灶位于大脑皮质、灰白质交界处时不易显示,且难鉴别水肿与软化。FLAIR 序列对确定病变范围、检出重要功能区的小病灶、了解是否合并蛛网膜下隙出血很重要。

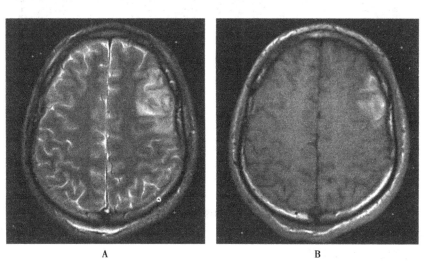

A   B

图 5-2-3　脑挫裂伤
A、B.轴面 T_2WI 及 T_1WI 显示左额叶不规则形长 T_2 混杂信号及短 T_1 信号(出血)

第三节　颅内感染

一、硬膜外脓肿

(一)临床表现与病理特征

硬膜外脓肿为颅骨内板与硬脑膜之间脓液的聚集。多由额窦炎、乳突炎及头颅手术所致,很少由颅内感染引起。临床表现为剧烈头痛、感染部位疼痛及压痛,伴有发热、局部软组织肿胀。如果出现进行性加重的神志改变、脑膜刺激征、抽搐及神经功能障碍,可能提示感染不再仅限于硬膜外腔,脑组织或已受累。如不及时清除积脓,预后不佳。因肿瘤开颅手术而合并硬膜外脓肿者,通常较隐匿,有时被误诊为肿瘤复发。

(二)MRI 表现

脓肿位于骨板下,呈梭形,较局限。病变在 T_1WI 信号强度略高于脑脊液,略低于脑组织;在 T_2WI 呈高信号。脓肿内缘在 T_1WI 及 T_2WI 均为低信号带,为内移的硬膜。注射对比剂后增强 T_1WI 可见脓肿包膜强化(图 5-4-1)。脓肿相邻皮质可见充血、水肿或静脉血栓形成。

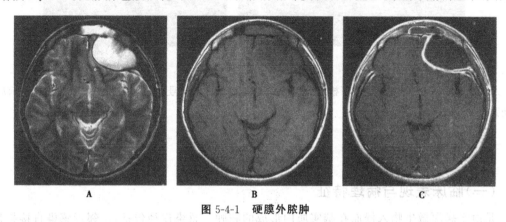

图 5-4-1 硬膜外脓肿

A、B.轴面 T_2WI 及 T_1WI,在左额骨板下见豆状硬膜外脓肿,脓肿内缘可见低信号硬膜内移;C.轴面增强 T_1WI 显示脓肿包膜强化

(三)鉴别诊断

应注意区分硬膜下感染与非感染性脑外病变。MRI 对于 CT 显示困难的硬膜外脓肿,以及早期诊断与鉴别诊断有帮助。

二、硬膜下脓肿

(一)临床表现与病理特征

脓肿位于硬脑膜下,蛛网膜外。多呈薄层状,广泛扩散并常因粘连而形成复发性脓腔。感染多来自颅骨骨髓炎(鼻窦炎及中耳炎并发症)、外伤、手术污染等,血源性感染少见。临床表现包括头痛、呕吐、发热、痉挛发作、意识障碍以及高颅压和局灶定位体征。脑脊液内蛋白及白细胞可增高,周围血象白细胞增高。

(二)MRI 表现

硬膜下脓肿多位于大脑半球表面,多为新月形,偶呈梭形,常向脑裂延伸。本病的 MR 信号强度类似硬膜外脓肿,但其内缘无硬膜的低信号带。脓肿相邻皮质可见水肿(图 5-4-2)。

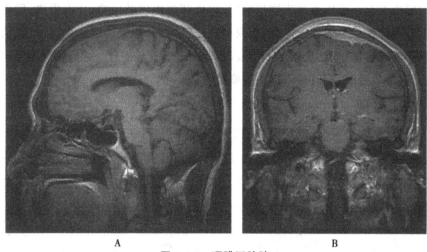

图 5-4-2　硬膜下脓肿

A.矢状面 T_1WI 显示左额硬膜下梭形病变,相邻脑组织可见低信号水肿;B.冠状面增强 T_1WI 显示局部病变强化

三、脑脓肿

(一)临床表现与病理特征

是由于病原微生物入侵而在脑实质内形成的脓肿。感染途径包括:①邻近感染直接扩散,如耳源性脑脓肿、鼻源性脑脓肿;②开放性颅脑外伤,即损伤性脑脓肿;③血行播散。原发灶不明者被称为隐源性脑脓肿。病理改变一般分为三期:初期为急性脑炎期;中期为脓腔形成期;末期为包膜形成期。在急性脑炎阶段,局部有炎性细胞浸润,由于该部位小血管的脓毒性静脉炎或动脉被感染性栓子阻塞,使局部脑组织软化、坏死,继而出现多个小液化区,附近脑组织有水肿。在中期,局限性液化区扩大,相互沟通汇合成脓腔,开始含有少量脓液,周围为一薄层不明显且不规则的炎性肉芽组织,邻近脑组织水肿及胶质细胞增生。在末期,脓腔外围的肉芽组织因血管周围结缔组织和神经胶质细胞增生,逐步形成脓肿包膜。但包膜形成快慢不一,取决于炎症的性质、发展的快慢和机体的反应程度。脑脓肿常为单个,也可多房,但散布于不同部位的多发性脑脓肿少见。脑脓肿常伴有局部的浆液性脑膜炎或蛛网膜炎,并可合并化脓性脑膜炎,硬膜下及硬膜外脓肿,特别是继发于邻近结构感染者。

临床表现包括疲劳、嗜睡、高热等急性感染症状,急性脑炎期明显;高颅压症状,视盘水肿、呕吐、头痛、痉挛发作及精神淡漠;局部占位征,额叶可有失语、精神症状,偏瘫及症状性癫痫发作,颞叶可有上视野缺损,感觉性失语及颞骨岩尖综合征。小脑脓肿可有眩晕、共济失调、眼震及脑膜刺激征。顶叶与枕叶脓肿较少。耳源性脓肿多位于颞叶及小脑,血源性脑脓肿之感染源以胸部为多。

(二)MRI 表现

可分为四期。在发病 3 天之内,即急性脑炎早期,MRI 显示病变区长 T_1、长 T_2 信号,边界不清,有占位效应,增强 T_1WI 可见斑状强化。脑炎晚期,一般为第 4～10 天,在增强 T_1WI 出现环形强化病灶。脓肿壁形成早期(第 10～第 14 天),增强 T_1WI 可见明显环状强化(图 5-4-3),薄壁而完整,厚度均一;脓肿壁形成晚期,即发病 14 天以后,脓肿较小时,壁变厚,水肿及占位效应减轻,增强 T_1WI 呈结节状强化。强化由脓肿壁内层肉芽组织引起。产气菌感染所致脓肿,脓腔内可有气体,形成液平面。典型脓肿在 DWI 呈高信号。

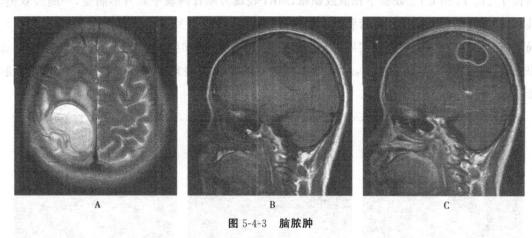

图 5-4-3　脑脓肿

A.轴面 T_2WI,右顶可见类圆形病变,边界清楚,周边脑水肿明显;B.C.注射钆对比剂前、后矢状面 T_1WI,脓肿壁环形强化,下壁稍欠光滑

(三)鉴别诊断

脑脓肿的 MRI 表现也可见于其他疾病。应注意与恶性胶质瘤、转移癌、术后肉芽组织形成、慢性颅内血肿以及硬膜外、硬膜下脓肿鉴别。

四、急性化脓性脑膜炎

(一)临床表现与病理特征

为化脓性细菌进入颅内引起的急性脑膜炎症。病理学方面,软脑膜血管充血,大量的炎性渗出物沉积;蛛网膜下隙、脑室管膜与脉络膜中充满炎症细胞与脓性渗出物;小血管常有阻塞,伴发近邻皮质的脑炎与小梗死灶;晚期产生脑膜粘连、增厚并引起交通性或梗阻性脑积水;儿童可发生硬膜下积液或积脓。脓性脑膜炎的颜色因所感染的细菌而异:葡萄球菌时为灰色或黄色;肺炎双球菌时为绿色;流感杆菌时为灰色;大肠杆菌时为灰黄色兼有臭味;铜绿假单胞菌(绿脓杆菌)时为绿色。感染来源可为上呼吸道感染、头面部病灶、外伤污染、细菌性栓子及菌血症等。

临床多急性起病,发热、血中白细胞增高等全身中毒症状明显。除婴幼儿和休克患者外,均有明显的脑膜刺激症状,颈项强直,头后仰,Kernig 征与 Brudzinski 征阳性;可伴有不同程度的脑实质受损的病症,如精神、意识和运动等障碍;腰穿脑脊液压力增高,白细胞增高,多形核占优势;体液培养可找到病原菌。

（二）MRI 表现

早期无异常，随病情发展，MRI 显示基底池及脑沟结构不清，软膜、蛛网膜线性强化（图 5-4-4）。本病可出现多种并发症：①交通性脑积水，由脑底池及广泛性蛛网膜粘连或脑室壁粘连影响脑脊液循环所致，MRI 表现为脑室变形、扩大，侧脑室前角或脑室周围因脑脊液渗出而出现长 T_1、长 T_2 信号；②硬膜下积液或积脓，MRI 表现为颅骨内板下新月形病变，一侧或双侧，其包膜可强化；③炎症波及室管膜或脉络丛时，增强 T_1WI 可见脑室壁环形强化；④少数引发局限或广泛性脑水肿，局部脑实质可见异常强化，形成脑脓肿时出现相应 MRI 表现。此外，如果皮质静脉或硬膜窦形成栓塞，也可见相应区域的脑水肿表现。本病晚期可有脑软化及脑萎缩。

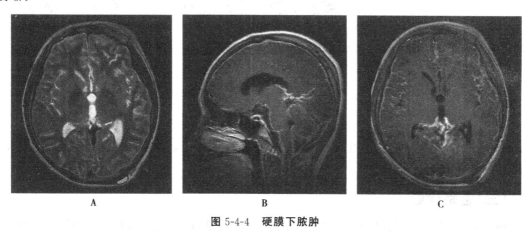

图 5-4-4　硬膜下脓肿

A.矢状面 T_1WI 显示左额硬膜下梭形病变，相邻脑组织可见低信号水肿；B.冠状面增强 T_1WI 显示局部病变强化

五、单纯疱疹病毒性脑炎

（一）病理和临床

单纯疱疹病毒性脑炎是最常见的病毒性脑炎，病理改变主要见于大脑和脑干，急性期引起广泛脑组织坏死、水肿及出血，后期可引起脑萎缩和不同程度钙化。

多见于成年人，无性别差异。临床表现主要为头痛、发热、脑膜刺激征、昏迷和行为异常，病情发展迅速，死亡率较高。

（二）诊断要点

（1）病变部位主要累及双侧颞叶及额叶的下部，一般不累及豆状核，左右常不对称，病变部位脑组织明显肿胀，有占位效应。

（2）急性期病变 T_1WI 呈低信号，T_2WI 呈明显高信号，如有亚急性期出血，T_1WI 及 T_2WI 均为高信号，晚期可见脑软化及脑萎缩表现。

（3）增强像上，病变呈各种不同的强化，可为脑回样、斑片样、多环形或线样强化。

（4）MRI 上较为特征性的表现是病变在豆状核外侧缘处突然移行为正常信号，一般不累及苍白球。见图 5-4-5。

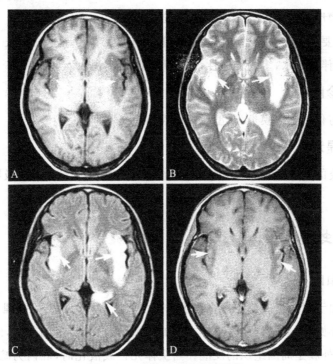

图 5-4-5　单纯疱疹病毒性脑炎

A、B、C.分别为 T_1WI、T_2WI、FLAIR，示双侧颞叶及左侧颞叶多发片状长 T_1、长 T_2 异常信号影（白箭），相应部位脑回稍肿胀；D.为增强 T_1WI，示双侧岛叶病变区软脑膜线样轻度强化（白箭）

（三）鉴别诊断

本病主要须与早期脑脓肿、肿瘤、脑梗死和其他类型的病毒性脑炎鉴别。

（四）特别提示

单纯疱疹病毒性脑炎起病突然，常伴有发热，有时与其他类型脑炎难以鉴别，诊断上要结合病史和实验室检查。

六、结核性脑膜炎

（一）病理和临床

结核性脑膜炎是由于结核感染引起的软脑膜与蛛网膜的广泛炎症，常见于脑基底池。结核感染引起的渗出物导致脑膜脑炎、局限性脑梗死以及脑积水。

多见于青少年和老年人。临床表现常有低热、头痛和脑膜刺激征，病情加重时可出现意识障碍，直至昏迷。

（二）诊断要点

（1）T_1WI 可见脑基底池闭塞，信号增高，以鞍上池最多见，次为环池与侧裂池，T_2WI 呈高信号,FLAIR 序列呈明显高信号。

(2)增强像上,脑基底池软脑膜明显增厚、强化,有时可见其他蛛网膜下隙亦受累。伴有脑内肉芽肿或结核瘤形成时,可见结节状或环形强化灶。

(3)脑梗死主要发生在大脑中动脉皮质分布区与基底节区,呈长 T_1、长 T_2 信号。

(4)早期即可伴脑积水,多为交通性,亦可为梗阻性脑积水。

(三)鉴别诊断

本病主要应与化脓性脑膜炎、新型隐球菌性脑膜炎鉴别。

(四)特别提示

结核性脑膜炎的 MRI 表现与其他类型的脑膜炎相似,必须结合临床及脑脊液检查才能做出定性诊断。

七、脑囊虫病

(一)病理和临床

脑囊虫病是由于猪绦虫的囊尾蚴寄生于人的颅内所造成的疾病。病理上脑囊虫的囊尾蚴囊肿常为圆形或类圆形,囊壁内层是虫体本身的体壁,为白色半透明薄膜,内膜上有一小白色的囊虫头节突起,外膜是周围组织的反应。当虫体死亡或液化时,腔内为暗褐色浑浊液体,内含大量蛋白质。囊虫死后通常可发生钙化。

临床表现随囊虫侵入数目和所在部位不同和病期不同而不同,症状比较复杂。一般常见症状为癫痫发作,蛛网膜下隙和脑室内囊虫可引起交通性或梗阻性脑积水而出现颅高压症状。按照囊尾蚴寄生于颅内引起受累部位的不同可分为 4 型:脑实质型、脑室型、脑膜型、混合型,其中以脑实质型最为常见。

(二)诊断要点

根据 MR 影像学特征,可将脑囊虫病分为 4 期:活动期、退变死亡期、非活动期、混杂期。

1.活动期

囊虫头节是该期的典型标志,以脑实质内者显示最清楚,表现为小圆形长 T_1、长 T_2 信号囊状病变内见逗点状稍短 T_1、短 T_2 信号。活囊虫很少有强化及水肿,增强像上囊虫头节一般不强化。

2.退变死亡期

典型的标志是头节消失,虫体胀大变形,周围有炎性水肿,脑实质内退变囊虫表现为广泛的脑水肿,呈长 T_1、长 T_2 信号,占位效应明显,少数可形成囊虫性脑内小脓肿。增强后呈多个小环状或结节状强化。脑室内及脑沟退变囊虫表现为囊肿形成,部分可导致脑积水。

3.非活动期

囊虫死亡后机化、钙化,位于蛛网膜下隙者致粘连、脑膜增厚,脑实质钙化于 T_1WI 及

T_2WI 均呈极低信号影。

（三）鉴别诊断

本病主要须与脑炎、转移瘤、囊性胶质瘤、脑脓肿及蛛网膜囊肿鉴别。

（四）特别提示

MRI 若看到囊虫头节存在可做出定性诊断，表现不典型者需做血清补体结合试验才能确诊。

八、脑裂头蚴病

（一）病理和临床

脑裂头蚴病是由于孟氏裂头绦虫幼虫寄生人体脑组织内引起的一种寄生虫病，主要因局部贴敷蛙肉或喝生水、食用未煮熟的蛙肉而感染。裂头蚴在人体内保持幼虫状态，幼虫虫体是实体，无体腔，并具有移行的特点。病理上脑内可见新旧不一的多发性脓肿，外周是炎性肉芽组织，在新鲜的脓腔内可见虫体断面。

临床症状依裂头蚴寄生脑内的部位而异，主要表现为癫痫、头痛、轻偏瘫，部分伴有肢体无力或视力减退等症状。

（二）诊断要点

（1）脑裂头蚴病影像表现的病理基础是由于裂头蚴幼虫在脑组织内穿行，形成了坏死隧道，虫体内的蛋白酶能溶解周围组织，引起炎症反应。

（2）MRI 表现为脑内大片长 T_1、长 T_2 异常信号影，常伴相邻脑室扩大，表现为负占位效应，此征象可作为脑裂头蚴病与脑肿瘤鉴别的重要依据。

（3）增强扫描呈迂曲的条带状强化，即所谓的"隧道壁"样强化，亦可呈结节状强化。

（4）部分病例随访检查时可见强化灶的形态及位置随时间发生变化，即具有游走性的特点。

（三）鉴别诊断

本病主要须与胶质瘤、脑梗死鉴别。

（四）特别提示

"隧道壁"样强化及负占位效应是脑裂头蚴病的较具特征性 MRI 征象，实验室血裂头蚴抗体检测具有重要的参考意义，部分病例需依赖立体定向活检或手术病理证实。

第六章　胸部疾病 MRI 诊断

第一节　肺部疾病

一、肺炎

肺炎是一种常见病和多发病。在各种死因中占第五位,以细菌性感染性肺炎最为常见,约占肺炎的 80%。儿童、老年及免疫功能低下者易感染肺炎。根据部位可分为大叶性肺炎、小叶性肺炎和间质性肺炎。大叶性肺炎典型病理变化分为四期(充血期、红色肝样变期、灰色肝样变期、消散期)。小叶性肺炎又称支气管肺炎,主要为小支气管壁充血水肿,间质炎性浸润,肺小叶渗出和实变。间质性肺炎为肺间质及小支气管壁的炎性细胞浸润等,MRI 表现缺乏特征性,故不作阐述。X 线胸片和 CT 检查可真实反映肺炎的分布范围和形态,是首选检查,仅少数病例需做鉴别诊断或体检时行 MRI 检查。

MRI 表现

1.大叶性肺炎

(1)早期(充血期):T_2WI 上表现为斑片状高信号影,边界模糊。

(2)实变期:多呈大片状长 T_1、长 T_2 信号(图 6-1-1,图 6-1-2),T_2WI 上显示病灶较 T_1WI 更清晰,呈肺叶或肺段分布,其内肺纹理消失,可见"空气支气管征"(图 6-1-1C),DWI 上呈高信号(图 6-1-1D)。

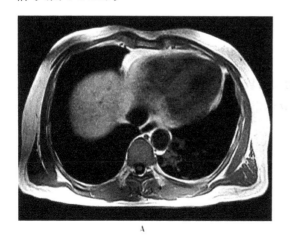

A

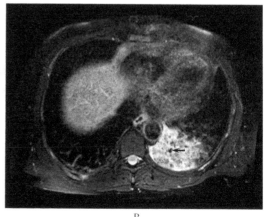

B

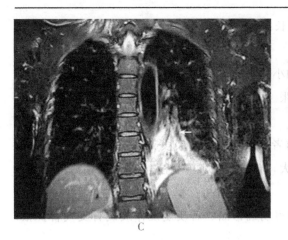
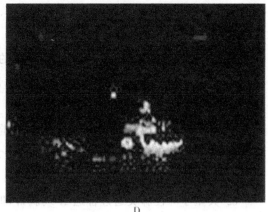

图 6-1-1 左肺下叶肺炎

A.T₁WI 示左肺下叶大片状异常信号,与同层面肌肉信号相比较,呈等信号或低信号;B.抑脂 T₂WI 示病灶呈明显高信号,中间见散在类圆形低信号支气管影(↑),病灶边界尚清晰;C.冠状位 T₂WI 示病灶呈明显高信号,另见病灶内低信号支气管树穿行(↑),病灶与邻近肺组织边界清晰;D.DWI 示病灶大部分周边部呈高信号

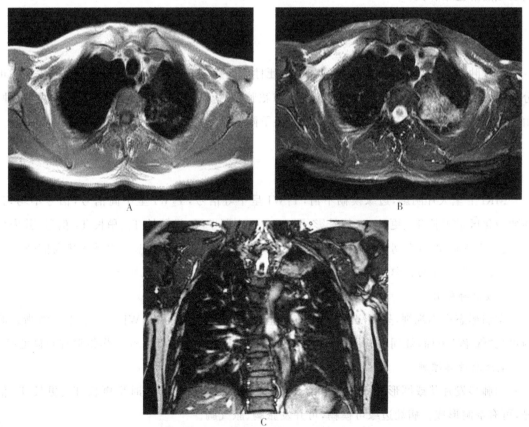

图 6-1-2 左肺上叶肺炎

A.T₁WI 示左肺上叶尖后段大片状异常信号,与同层面肌肉信号相比较,呈等信号或低信号;B.抑脂 T₂WI 示病灶呈较高信号,边界尚清晰;C.冠状位 T₁WI 示病灶呈较高信号,与邻近肺组织分界清晰

(3)消散期:散在大小不等的斑片状长 T_1、长 T_2 信号影。

2.小叶性肺炎

好发于两肺中、下野内中带,呈大小不等的小片状或结节状长 T_1、长 T_2 信号影,常沿肺纹理分布,边缘模糊,可融合成大片状,可伴肺不张。

3.鉴别诊断

(1)大叶性肺炎应与肺结核和肺癌鉴别:前者 MRI 表现为叶、段支气管通畅,大片实变和"空气支气管征",无肺门肿块和纵隔淋巴结肿大,结合病史、实验室检查、支气管镜活检和抗生素治疗有效,短期随访不难做出鉴别。

(2)典型小叶性肺炎通过普通 X 线胸片即可明确诊断。若反复发作或疑有支气管扩张,可进一步作 HRCT 检查。

(3)球形肺炎应与结核瘤和周围型肺癌鉴别:球形肺炎呈圆形或类圆形,边缘不规则,信号较均匀,可见"空气支气管征",抗感染治疗后可短期吸收。结核瘤呈球形,边缘光滑,可有钙化,灶周有卫星灶。周围型肺癌有明显分叶和毛刺,可有"空泡征"和"胸膜凹陷征"等,可伴肺门及纵隔淋巴结肿大。

二、肺脓肿

肺脓肿是由化脓性病原菌引起的肺部坏死性炎性病变。发病率男性多于女性。按病因可分为吸入性肺脓肿、血源性肺脓肿和继发性肺脓肿;按病程可分为急性肺脓肿和慢性肺脓肿。由于抗生素的广泛应用,本病的发病率已明显下降。

MRI 表现

1.急性肺脓肿

MRI 上呈大片阴影,边缘模糊不清,T_1WI 呈中等信号,T_2WI 呈中高信号,信号不均匀;坏死液化区呈更长 T_1、更长 T_2 信号影(图 6-1-3);空洞壁厚,呈稍长 T_1、稍长 T_2 信号,其内可见"气-液"平面,部分多房性空洞可融合成大的空洞。增强扫描脓肿壁强化呈环状高信号。

2.急性期可伴胸腔积液或胸膜增厚,脓肿破入胸腔可引起脓胸或脓气胸。

3.慢性肺脓肿

空洞形态多不规则,呈多房或分隔,有时呈蜂窝状,在增强后 T_1WI 上显示十分清晰。洞内可见"气-液"平面,灶周可有慢性炎症、支气管扩张和纤维条索灶。邻近胸膜常有明显增厚。

4.血源性肺脓肿

两肺多发片状或圆形病灶,呈长 T_1、长 T_2 信号,中心液化坏死时呈更长 T_1、更长 T_2 信号,可有空洞形成。病灶边缘可模糊,可并发脓胸、脓气胸。

5.鉴别诊断

(1)肺结核空洞:无明显急性炎症症状,空洞壁较薄,无"气-液"平面或"气-液"平面浅小,灶周可见卫星灶,常可见引流支气管。

（2）癌性空洞：肿块边缘清楚，可有分叶、毛刺，空洞多为厚壁、偏心性，内缘凹凸不平，肺门及纵隔淋巴结肿大。

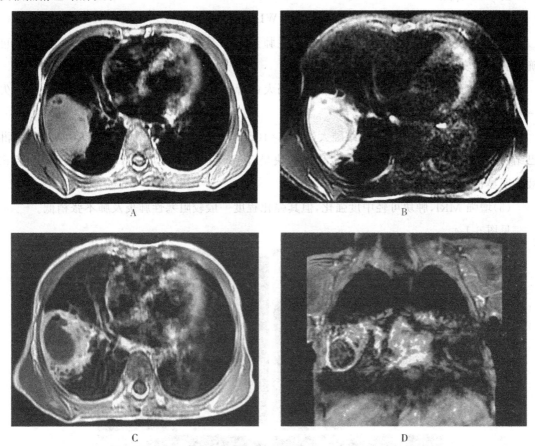

图 6-1-3　肺脓肿

A.T₁WI 示右下肺大片状高信号，其前部见低信号的气体影；B.抑脂 T₂WI 示病灶中心呈高信号，周边脓肿壁呈稍高信号，其周见片状高信号的渗出，信号不均，边界不清；C.横断位增强 T₁WI 示脓肿壁和周围渗出性病灶明显强化，脓腔无强化；D.冠状位抑脂增强 T₁WI 清楚显示环形强化的脓肿壁，周边渗出强化不均匀

三、肺癌

（一）中央型肺癌

1.病理和临床

中央型肺癌起源于主支气管和叶支气管的黏膜上皮，占肺癌总数的 60%～70%，按肿瘤生长方式的不同分为管内型、管壁型、管外型和混合型。病理上，70%～80% 的中央型肺癌为鳞癌，其次为小细胞癌、大细胞癌、类癌，少数为腺癌。

中央型肺癌多见于 50 岁以上的老年人，最常见的症状是咳嗽（多为刺激性呛咳）、痰中带血、胸痛等，肿瘤阻塞气道后可产生胸闷、气急，若产生阻塞性肺炎则可发热，转移至胸膜后可产生大量胸腔积液导致胸闷、胸痛,转移至其他部位可引起相应的症状。

2.诊断要点

(1)肺门肿块,T_1WI 呈等或等低信号,T_2WI 呈稍高或高信号。

(2)主、叶支气管狭窄或阻塞,可见阻塞性肺炎及肺不张,其信号与肿瘤本身有差别,故可确定肿块的实际大小。

(3)肿瘤可侵犯纵隔大血管。肿块与纵隔大血管接触面>1/2,其间的高信号脂肪层消失一般可认为血管受侵。

(4)淋巴结转移表现为淋巴结肿大(直径>10mm)或者淋巴结大小虽正常,但增强像上淋巴结内出现坏死灶;肺内及胸膜下转移性肿块呈 T_1WI 中等信号,T_2WI 高信号,所致胸腔积液呈明显长 T_1、长 T_2 信号影。

(5)增强 MRI,肿块可轻中度强化,但其强化程度一般较阻塞性肺炎及肺不张稍低。

见图 6-1-4。

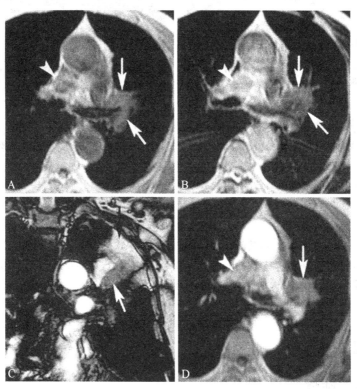

图 6-1-4　左肺中央型肺癌

A.B.分别为 T_1WI 和 T_2WI,左肺门不规则状肿块(白箭),呈 T_1 等信号、T_2 稍高信号,围绕支气管生长,左上叶支气管阻塞,气管隆突前、上腔静脉后见多枚肿大的淋巴结(白箭头)C.冠状位 T_2WI,左肺门肿块呈稍高信号(白箭),不张的左上肺呈明显高信号改变(黑箭);D.增强 T_1WI,肺门肿块及纵隔淋巴结均轻中度强化

3.鉴别诊断

中央型肺癌须注意与肺门转移性肿瘤以及淋巴结结核、淋巴瘤、结节病鉴别。

4.特别提示

不用对比剂增强,就能区分肺门肿块与肺门血管,这是 MRI 优于 CT 之处。但对于体积较小的肿瘤以及肿瘤引起的肺继发改变的显示,MRI 不及 CT。

(二)周围型肺癌

1.病理和临床

周围型肺癌是指发生于肺段以下支气管的肺癌,临床症状出现较晚,病理上以腺癌和鳞癌多见。

2.诊断要点

(1)肿瘤多分布于肺野外带,可见分叶、毛刺或晕征,邻近胸膜可见牵拉。

(2)肿瘤内部可见坏死,增强后肿瘤实质成分明显强化,坏死区域不强化,肿瘤周围可见血管集束征。

(3)肺门及纵隔淋巴结可见肿大,淋巴结转移征象与中央型肺癌一致。

见图 6-1-5。

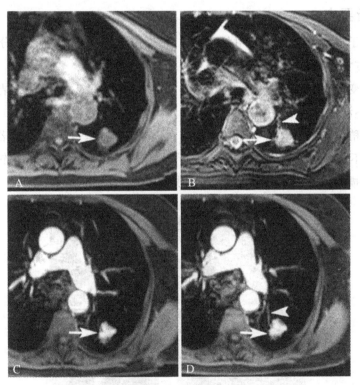

图 6-1-5　左肺周围型肺癌

A.B.分别为 T_1WI 和 T_2WI,左肺下叶不规则肿块(白箭),T_1 呈等信号、T_2 稍高信号,似见血管与之相通(白箭头);C、D.增强 T_1WI,左肺下叶肿块呈明显不均匀强化(白箭),可见引流血管(白箭头)

3.鉴别诊断

周围型肺癌须注意与肺炎、肺结核瘤、炎性假瘤等鉴别。

4.特别提示

部分周围型肺癌为磨玻璃密度,边界模糊,此时须密切随访,若肿瘤增大应及时手术。

第二节　纵隔疾病

一、胸内甲状腺肿瘤

(一)病理和临床

胸内甲状腺肿瘤占纵隔肿瘤的 5%～11%,为胸内甲状腺发生的肿瘤或颈部甲状腺肿瘤向胸廓内生长所致,并非异位甲状腺肿瘤。病理以胸内甲状腺肿、胸内甲状腺腺瘤多见,病变呈结节状,表面光整或有浅分叶,有完整包膜,与周围组织分界清,可伴有囊变、出血或纤维化。

本病以成年女性多见,临床通常以发现颈根部包块就诊,瘤体较大者可伴有咳嗽、呼吸困难、吞咽困难或声嘶等肿瘤压迫症状,少数患者可合并甲状腺功能亢进症。

(二)诊断要点

(1)肿块位于胸廓入口,与颈部甲状腺相连,绝大多数位于气管前方,部分位于气管旁,少数位于气管后方食管前方。

(2)良性病变多呈卵圆形或多结节形,境界清;恶性病变呈浸润性生长,结节相互融合,与周围组织分界不清,脂肪间隙消失;纵隔大血管及气管可受压移位。

(3)肿块呈稍长 T_1、长 T_2 信号,若瘤内含蛋白成分较多则呈短 T_1 信号。若伴有坏死、囊变或出血,信号可不均匀。囊变区呈长 T_1、长 T_2 信号,亚急性出血呈短 T_1 信号,钙化呈低信号。

(4)增强扫描,肿瘤呈轻至中度强化,囊变出血区无强化。见图 6-2-1。

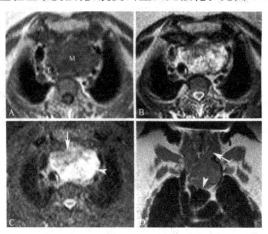

图 6-2-1　胸内甲状腺腺瘤

A.T_1WI,上纵隔肿块(M)位于气管(T)左前方,呈等信号,气管受压移位;B.T_2WI,肿瘤呈不均匀高信号;C.脂肪抑制 T_2WI,肿瘤实性部分呈高信号(白箭),囊变部分呈极高信号(白箭头);D.冠状位 T_1WI,显示肿瘤与颈部甲状腺的连接部(白箭),肿瘤和周围组织间存在脂肪间隙(白箭头)

（三）鉴别诊断

须与颈部其他肿瘤向胸内生长或胸内肿瘤向颈部生长侵犯甲状腺鉴别。胸内甲状腺肿、腺瘤与腺癌之间的鉴别有时较为困难，包膜的不完整、周围脂肪或结构受侵犯、周围淋巴结肿大等可提供帮助。

（四）特别提示

本病 MRI 信号无特征性，发现或明确肿块与颈部甲状腺相连，是诊断本病的关键；少数病例胸内肿块与甲状腺之间仅由血管或纤维索相连接，因此疑诊胸内甲状腺肿瘤时应扩大扫描至颈部，以明确甲状腺和胸内肿块的关系。

二、胸腺瘤

（一）病理和临床

胸腺瘤多位于前上纵隔，少数可发生于后纵隔或纵隔外。病理上分上皮细胞型（45%）、淋巴细胞型（25%）和混合型（30%）三类。常用的 Bergh 分期法将胸腺瘤分为三期：Ⅰ期多为良性，包膜内生长，包膜完整，呈椭圆形阴影或分叶状，边缘界限清楚；Ⅱ期常视为有潜在恶性，包膜周生长至脂肪，易浸润附近组织器官；Ⅲ期胸腺瘤在大体和镜下均见包膜浸润，可转移，术后易复发，亦称为侵袭性胸腺瘤（占胸腺瘤的 10%～15%）。

胸腺瘤以 40～50 岁最常见，20 岁以下者很少见。约 1/3 的患者由于肿块压迫或侵犯周围结构可产生胸痛、胸闷、咳嗽、气短等症状。近半数的胸腺瘤合并重症肌无力，而重症肌无力的患者中约有 15% 有胸腺瘤。少数胸腺瘤患者还可伴发单纯红细胞性再障、低丙种球蛋白血症等。

（二）诊断要点

（1）90% 位于前中上纵隔，呈不对称生长，偏向纵隔的一侧。

（2）瘤体多呈卵圆形、圆形或分叶状，通常境界清楚，大小不一，小的仅 1～2cm，大的可达 10cm 以上。

（3）肿瘤较小时，MRI 信号均匀，多呈中等信号，肿瘤较大时信号可不均匀，常伴有囊变，少数有斑片钙化。

（4）增强 MRI，实性部分明显强化，坏死囊变区域无强化。

（5）恶性或侵袭性胸腺瘤可在纵隔内扩散，瘤体分叶加深，外形不规则，浸润周围器官组织并包绕血管，甚至侵入肺内，伴有胸水或胸膜结节，肿瘤短期明显增大。极少远处转移。

（三）鉴别诊断

主要须与胸腺增生及前中上纵隔其他肿瘤鉴别。胸腺增生呈双侧弥散性增大，信号均匀，并维持正常形态，与纵隔轮廓保持一致，激素治疗试验有效。本病与含脂肪成分极少的实性畸胎瘤鉴别有难度。

（四）特别提示

体积小的胸腺瘤与未脂肪化的正常胸腺类似，应熟悉各年龄段正常胸腺的形态、大小和信号。20 岁以下者正常胸腺侧缘常隆起，不要误认为肿瘤存在，20～30 岁年龄组胸腺处于退化过程中，如轮廓隆起，应疑有肿瘤可能。对 40 岁以下年龄组由于胸腺尚未完全被脂肪组织替代，胸腺瘤在常规序列上可能难以显示，应行脂肪抑制序列和增强扫描，以防漏诊。

三、畸胎类肿瘤

（一）病理和临床

纵隔畸胎类肿瘤绝大多数位于前纵隔，接近心底部的心脏大血管前方，少数位于后纵隔。好发年龄20～40 岁。根据胚层来源，畸胎类肿瘤可分为表皮样囊肿、皮样囊肿和畸胎瘤。表皮样囊肿由外胚层组织构成；皮样囊肿亦称囊性畸胎瘤，由外胚层和中胚层组织组成；畸胎瘤多为囊实性，囊的大小不一、数目不等，囊壁常有钙化。囊内有来自内、中、外胚层的组织，如毛发、皮脂、牙齿、神经组织、支气管、肠壁等组织。约 10% 畸胎类肿瘤为恶性，实质性畸胎瘤较囊性畸胎瘤更易恶变。

较小的畸胎类肿瘤一般没有症状，较大肿瘤可引起胸闷、胸痛、咳嗽、发热等，侵犯心包可引起心包积液、心包炎，穿破气管支气管可咳出皮脂和毛发等，侵犯纵隔胸膜则可产生胸腔积液或胸膜炎。

（二）诊断要点

（1）好发部位为前中纵隔心脏中部与主动脉交接处。良性畸胎瘤境界清晰，形态规则或浅分叶状；恶性畸胎瘤多呈双侧生长，形态不规则，深分叶，边缘多不光整，可侵犯周围结构如纵隔脂肪、气管、血管及心包。

（2）畸胎瘤内有多种组织成分，以含脂肪和牙齿骨骼为特征，脂肪成分呈高信号，牙齿骨骼则呈低信号。

（3）囊性畸胎瘤通常是单房，也可为双房或多房，内含皮脂样液体，在 T_1WI 和 T_2WI 上均表现为高信号，囊壁和房隔为纤维组织，呈 T_1WI 等信号、T_2WI 等低信号。

（4）实质性畸胎瘤由于三个胚层成分比例差异大，因而 MRI 表现复杂。T_1WI 上信号极不均匀，其中的脂肪成分呈高信号，软组织成分呈中等信号，水样液体呈低信号，T_2WI 上肿块呈不均匀高信号。骨化、钙化成分呈低信号。见图 6-2-2。

（三）鉴别诊断

主要须与纵隔内含脂肪或易包绕脂肪的肿瘤相鉴别，如胸腺脂肪瘤、胸腺瘤和淋巴血管瘤。

（四）特别提示

脂肪抑制像对于鉴别含脂肪及液性成分的畸胎瘤有重要意义。但对表皮样囊肿，其信号缺乏特征性改变,与纵隔内其他囊性病变鉴别有难度。少数畸胎瘤表现不典型(如脂肪成分很少或没有),尤其位于中后纵隔者诊断较困难。另外,仅根据 MRI 信号特点较难区分良、恶性畸胎瘤,肿瘤的生长方式可提供鉴别诊断重要线索。

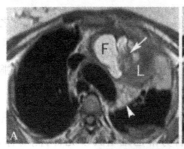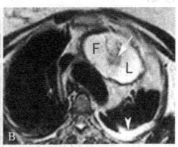
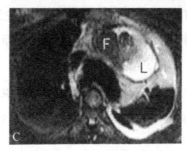

图 6-2-2　前上纵隔畸胎瘤

A.T₁WI,左前上纵隔见混杂信号肿块,其内见脂肪(F)、软组织(白箭)及液性信号(L);左肺部分不张(白箭头);B.T₂WI,液性成分信号(L)与左侧胸水信号(白箭头)一致,软组织成分呈中等信号(直I箭),脂肪(F)仍呈高信号;C.脂肪抑制 T₂WI,瘤体内脂肪成分(F)呈低信号

四、淋巴瘤

(一)病理和临床

淋巴瘤分为 Hodgkin 病(HD)和非 Hodgkin 病(NHL),HD 病理上可找到特征性的 R-S 细胞,临床上主要发生于青少年,其次是老年人,以侵犯淋巴结为主,结外型少见,常从颈部淋巴结开始,向邻近(包括纵隔)淋巴组织扩散。NHL 病理上无 R-S 细胞,其对淋巴结的侵犯常为跳跃性,就诊时结外脏器一般已受累,NHL 较 HD 的恶性程度高,预后差。

纵隔的淋巴瘤早期常无症状,如压迫气管、食管或腔静脉可出现咳嗽、吞咽困难或上腔静脉综合征等相应症状,晚期常出现发热、疲劳、消瘦等全身症状。

(二)诊断要点

(1)以中及前纵隔淋巴结肿大为主,最常见于前纵隔和气管旁组,其次为气管与支气管组和隆突组,肺门淋巴结可受累,但一般两侧对称,很少单独浸润。

(2)肿大的淋巴结边缘清晰,可相互融合成团块,但大部分尚能分辨其融合的形态。

(3)初诊淋巴瘤 MRI 信号较均匀呈 T₁WI 等信号 T₂WI 稍高信号,很少有坏死,囊变,增强后有轻中度强化。

（4）可压迫、包绕或侵犯纵隔大血管、气管和食管，以包绕并浸润征象最多见。还可侵犯心包、胸膜和肺组织。

（三）鉴别诊断

（1）局限于前上纵隔的淋巴瘤因其部位和信号特点与胸腺瘤相仿，需与之鉴别，多发淋巴结肿大及其融合形态可资区别。

（2）淋巴瘤压迫、包绕或侵犯纵隔大血管、气管和食管时则应与侵袭性胸腺瘤鉴别，后者通常不侵犯食管及后纵隔。

（3）纵隔淋巴瘤需与引起纵隔广泛淋巴结肿大的其他疾病鉴别，常见的有结节病、淋巴结结核和转移瘤。结节病以双侧肺门、隆突和气管旁淋巴结增大多见，两侧对称，且临床症状轻，好发中青年女性，可有皮下结节。淋巴结结核多以单侧肺门或纵隔分布，可出现坏死液化，增强后呈厚环状或花环状强化。转移瘤亦以单侧肺门及纵隔分布多见，常有恶性肿瘤史。

（四）特别提示

有明显融合征象或出现包绕、侵犯大血管、气管或食管的纵隔淋巴瘤一般诊断不难。但发生于前中纵隔单个淋巴结肿大的淋巴瘤影像学诊断难度较大，特别是与结核、转移瘤等区别困难，可行穿刺或纵隔镜活检。

五、支气管囊肿

（一）病理和临床

支气管源性囊肿属前肠囊肠的一种，由于胚胎发育的停滞，不能使条索状组织结构贯通成管状结构，使远端支气管内分泌物不能排出而积聚增多形成囊肿。多见于儿童及青少年。绝大多数位于纵隔内，少部分位于肺内的通常称为肺囊肿。纵隔支气管囊肿一般位于气管和主支气管周围。囊肿轮廓光整，张力高，囊内含有黏液或蛋白成分较多的稠样物质，囊壁内层为支气管上皮，也可有软骨成分。

纵隔支气管囊肿较小时无任何症状，较大时压迫气管或主支气管、上腔静脉、食管引起相应症状，当囊肿合并感染时可出现感染症状，并在短期内增大加重压迫症状。

（二）诊断要点

（1）囊性肿块较多位于气管和主支气管周围，靠近肺门或中纵隔，囊肿边缘清楚、光滑，信号均匀。

（2）囊肿的一侧壁与气管或主支气管贴近，少数可见大气管壁局限性浅压迹，有时因压迫致囊肿一侧壁呈扁平状，颇具特征性。

（3）囊肿张力较高，边缘饱满，内部为液体成分，信号均匀，T_1WI 低信号，T_2WI 高信号，无强化，若液体内蛋白成分较多或结晶形成，T_1WI 可呈高信号，若合并出血，信号可不均匀。

（4）囊壁一般较薄、均匀、光整，呈 T_1WI 等信号，T_2WI 低信号，无强化。若合并感染，囊壁可不均匀增厚、毛糙,有强化,少数囊壁可见钙化。见图 6-2-3。

(三)鉴别诊断

支气管源性囊肿须与食管囊肿鉴别,仔细分辨气管或食管有无局限性压迹对鉴别有帮助。支气管囊肿须与胸腺囊肿、淋巴管囊肿等囊性病变鉴别,胸腺囊肿的发病部位及淋巴管囊肿的生长方式和囊壁特征基本能鉴别。

(四)特别提示

少数支气管囊肿可发生于纵隔的其他部位,如后、下纵隔,故发生在非常见部位的薄壁张力高的囊性病变也应考虑到支气管囊肿的可能。有时支气管囊肿内液体干涸形成软组织样实性占位,T_1WI 和 T_2WI 上均表现为中等信号,此时应行增强检查,支气管囊肿囊内和囊壁均无明显强化。

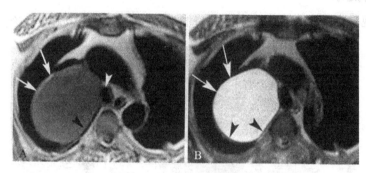

图 6-2-3　纵隔支气管囊肿

A、B.为 T_1WI 和 T_2WI,右上纵隔囊性占位,边缘光整,向外膨隆(白箭),紧贴右主支气管壁并使之变形(白箭头)。囊液呈长 T_1、长 T_2 信号,囊壁(黑箭头)呈等信号

六、神经源性肿瘤

(一)病理和临床

神经源性肿瘤占纵隔肿瘤的 19%～39%,为后纵隔最常见的肿瘤,多位于胸膜外后纵隔脊柱旁,单侧多见。其中神经鞘瘤和神经纤维瘤约占 50%,其他有交感神经节细胞瘤、神经母细胞瘤和节细胞神经母细胞瘤、副神经节瘤和化学感受器瘤。

纵隔神经源性肿瘤,一般无明显症状,若长大压迫神经干或恶变侵蚀时可发生疼痛,刺激胸膜时可产生胸背痛,压迫气管食管可有呼吸困难、吞咽困难,压迫臂丛神经或肋间神经引起疼痛和上肢发麻,严重者肿瘤压迫脊髓可引起截瘫。

(二)诊断要点

(1)大多数位于脊柱旁沟或椎间孔附近,起源于膈神经和迷走神经者位于中纵隔。

(2)多为单发,偶有多发,横轴位上多呈圆形、椭圆形,冠状位可显示位居椎管内外的哑铃状肿瘤的全貌,一般边界光整,恶性者边缘分叶、毛糙。

(3)瘤体 T_1WI 为中等偏低信号,T_2WI 为高信号。合并囊变、出血及坏死时信号混杂。

神经鞘瘤极易囊变。

(4)增强 MRI,肿瘤实体部分明显强化,囊变部分无强化。

(5)良、恶性神经源性肿瘤均可伴有椎弓根或椎体骨质受压或破坏;邻近肺组织一般呈推挤改变,与肿瘤分界清晰。见图 6-2-4。

(三)鉴别诊断

神经源性肿瘤尚需与某些食管病变和脊柱病变鉴别。食管裂孔疝可行口服造影剂检查以资区别,食管外生性平滑肌瘤形态和信号与神经源性肿瘤相仿,鉴别较困难,肿瘤的形态及与椎管的关系有助于二者鉴别。脊柱病变以脊柱骨质改变为主,软组织改变较轻,而神经源性肿瘤则相反。

(四)特别提示

必须仔细观察肿瘤的全貌及其与椎管、脊髓的相互关系,减少或避免误诊。

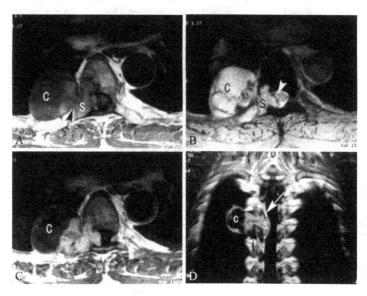

图 6-2-4 后纵隔神经鞘瘤

A、B.分别为 T_1WI 和 T_2WI,后纵隔肿块跨椎间孔生长,呈"哑铃"状,右侧椎间孔扩大(黑箭)。肿瘤囊变部分(C)T_1WI 呈低信号、T_2WI 高信号,实性部分(S)T_1WI 呈等信号,T_2WI 呈高信号。瘤体压迫硬膜囊(白箭头);C、D 分别为增强 T_1WI 横轴位和冠状位,肿瘤实体(S)明显均匀强化,囊变区(C)无强化,冠状位显示局部硬膜外腔增宽(白箭)

七、胸膜腔积液

胸膜腔积液是由于脏、壁层胸膜的毛细血管壁通透性增加,胸膜腔内液体增多。病因常见于感染性(结核、细菌、真菌等)、肿瘤性(胸膜间皮瘤、转移瘤等)、变态反应性(如结缔组织病)、化学性(如尿毒症)等。按积液性质分为漏出液和渗出液,单纯的影像学检查多不能做出原发疾病的诊断。

（一）诊断要点

1.症状

（1）结核性胸膜炎多见于年轻患者，常有咳嗽、发热和盗汗等表现；肿瘤性胸腔积液多见于中老年人。

（2）积液量在 300mL 以下时症状不明显，超过 500mL 时常有胸闷、胸疼。

（3）积液量继续增多时，两层胸膜隔开，不再随呼吸摩擦，胸痛减轻，但心悸、气促加重。

2.体征

局部叩诊呈浊音，呼吸音减低等。

3.胸腔积液检查

通过胸腔积液生化、酶学及脱落细胞学的检查，有利于原发病的诊断。

4.B 型超声

（1）游离性胸腔积液表现为胸腔内的无回声区。

（2）局限于胸腔侧壁或后壁的包裹性积液，表现为肺与胸壁间半圆形或扁平状无回声区，近胸壁处基底宽。

（3）肺底积液可显示为上下范围很窄的扁平状无回声区。

5.X 线胸片

少量积液表现为肋膈角变钝；中等量积液为外高内低的弧形液面；大量积液为一侧胸腔均匀高密度影，纵隔向对侧移位。侧胸壁的包裹性积液表现为半圆形高密度影，与胸壁夹角为钝角。叶间积液表现为梭形或椭圆形高密度影，与叶间裂走行方向一致。肺底积液表现为一侧"膈面"抬高，其最高点位于外 1/3。

6.CT 表现

胸膜腔内见游离性或局限性积液，积液区呈水样低密度。

（二）MRI 表现

1.游离积液

积液信号一般与同层面椎管内脑脊液信号一致，当为血性积液时 T_1WI 上可呈高信号。

（1）少量积液：表现为与胸膜平行的水样信号，即 T_1WI 呈均匀低信号、T_2WI 呈均匀高信号，横断位呈弧形带状影。

（2）中等量积液：横断位呈新月形水样长 T_1、长 T_2 区，弧线向内侧凹陷。

（3）大量积液：常压迫肺导致肺不张，压迫膈肌角向前移位。严重时，可导致横膈向下翻转，冠状面 T_2WI 易显示这些结构及其位置。

2.包裹性积液

表现为基底较宽的凸镜形，与胸壁相交成钝角，呈水样信号。附近的胸膜增厚，可构成"胸膜尾征"。

3.叶间积液

呈梭状或球状，多方位显示沿叶间裂方向走行，呈水样信号。

4.脓胸

为胸腔感染所致,增强扫描时,壁层胸膜明显强化,形成"脏壁层胸膜分离征",脓液在DW1上呈高信号。

5.鉴别诊断

少量胸腔积液和胸膜增厚在平扫时不易鉴别。增强后前者无强化,后者有强化。

八、胸膜间皮瘤

胸膜间皮瘤有良恶性之分,根据生长方式分为局限型和弥漫型两种,前者为良性或恶性,后者属于高度恶性肿瘤。80%发生于40岁以上的成人。起源于胸膜间皮组织或胸膜下结缔组织。脏、壁层胸膜均可发生。50%见于石棉肺患者或有石棉接触的人群中。

(一)诊断要点

(1)局限型胸膜间皮瘤常无自觉症状,少数有胸部钝痛。

(2)弥漫型者有顽固性胸痛、胸闷、干咳、进行性气促和体重下降。

(3)部分患者有肺源性肥大性骨关节病的改变,以手部和踝部多见。肿瘤切除后,症状亦可消失。

(4)其他检查

①胸腔积液检查:大量血性胸腔积液,透明质酸酶升高,间皮细胞数超过5%。

②组织活检:具有确诊价值。

③B型超声:

a.局限型胸膜间皮瘤显示为与胸壁相连接的圆形或椭圆形中等回声区。

b.良性者有完整包膜,内部回声均匀。

c.恶性者包膜不完整,内部回声不均匀。

④X线胸片:局限型者呈圆形或椭圆形致密影,恶性者往往有大量胸腔积液。

⑤CT表现:肿块呈软组织密度,内部少有坏死;肺内常见间质纤维化,对侧胸腔的胸膜往往有改变,如胸膜钙化、胸膜斑等。

(二)MRI表现

1.局限型胸膜间皮瘤

表现为胸腔周围或叶间裂区边界清楚的软组织肿块,瘤体 T_1WI 信号稍高于邻近肌肉组织信号, T_2WI 呈高信号(图6-2-5),增强后实质部分呈明显均匀强化,出血坏死区不强化,肿块与胸膜相交成钝角或有蒂与胸膜相连。

2.弥漫型(恶性)胸膜间皮瘤

(1)常表现为单侧弥漫性结节状胸膜肥厚伴大量胸腔积液,其厚度往往超过1.0cm,积液一般呈均匀性长 T_1、长 T_2 信号,并发血性胸腔积液时, T_1WI 上积液信号强度增高。

(2)常有胸腔体积缩小,纵隔结构因肿瘤浸润而固定。

（3）易穿破胸膜侵犯胸壁软组织，其信号与瘤体一致。

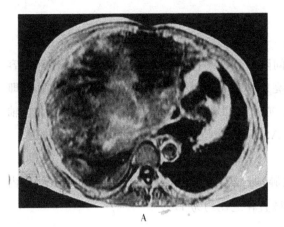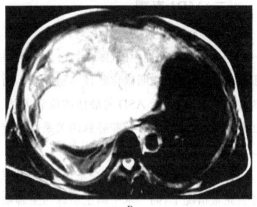

图 6-2-5　胸膜间皮瘤

A.T₁WI 示右侧胸腔巨大占位，呈稍低信号，内见斑片状高信号的出血；B.T₂WI 示病灶呈高信号，信号不均，同侧胸腔少量积液

3.肉瘤样型恶性胸膜间皮瘤

仅表现为胸膜增厚，没有或仅有少量的胸腔积液。又称干性恶性胸膜间皮瘤。

4.鉴别诊断

胸膜转移瘤呈双侧弥漫分布，常伴有肋骨破坏及胸壁软组织浸润，较少见到患侧胸腔容积缩小及纵隔固定征象。

第三节　心脏疾病

一、房间隔缺损

房间隔缺损（ASD）指房间隔构成异常。缺损可以合并或不合并心内膜垫的畸形。ASD分为原发孔型（Ⅰ孔型）ASD 和继发孔型（Ⅱ孔型）ASD。

（一）临床表现与病理特征

ASD 的发生是由于胚胎发育第四周时，原始第一房间隔吸收过度和（或）第二房间隔发育不良，导致的残留房间孔，主要血流动力学改变为心房水平左向右分流，使右心房、室及肺血流量增加。ASD 占先天性心脏病 10%～15%，根据缺损部位不同可分为以下 4 型：①中央型或称卵圆窝型，是本病最常见的一种类型，占 75%。位于房间隔卵圆窝处，四周房间隔组织完整。②下腔型，占 5%～10%。缺损位于房间隔下方下腔静脉入口处，因其主要由左房后壁构成缺损后缘，故缺损没有完整的房间隔边缘，常合并右下肺静脉畸形引流入右心房。③上腔型，又称静脉窦型缺损，占 10%。缺损位于房间隔后上方上腔静脉入口下方，没有后缘，上腔静脉血直接回流至两侧心房，常合并右上肺静脉畸形引流入上腔静脉。④混合型，常为巨大缺损,兼有上述两种以上缺损。

(二)MRI 表现

1.直接征象

为房间隔连续性中断(图 6-3-1)。但因房间隔为膜性结构,黑血序列或常规 SE 序列受容积效应的影响,不能明确诊断且容易漏诊。而亮血序列横轴面或垂直房间隔的心室长轴面(即四腔心层面)是显示 ASD 的最佳体位和方法。亦可辅以薄层(以 3~5mm 为宜)的心脏短轴面和冠状面显示 ASD 与腔静脉的关系并确定 ASD 的大小,为临床制定治疗方法提供依据。

2.间接征象

包括右心房、室增大;右心室室壁增厚;主肺动脉扩张,其内径大于同一层面升主动脉内径。正常情况下,同一水平面主动脉与主肺动脉直径之比约为 1:1。

3.MR 电影成像

在心房水平可见异常血流的低信号,根据血流方向来判定分流方向,同时可根据低信号血流束的面积粗略估测分流量。

对于单纯 ASD 可以通过测定左、右心室心输出量,计算分流量。

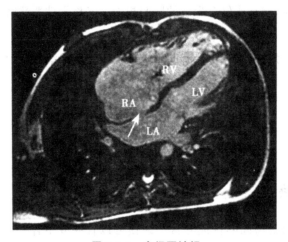

图 6-3-1　房间隔缺损

四腔心层面 TrueFISP 亮血序列图像,黑色箭头示 RA 和 LA 之间的房间隔信号连续性中断,右心房及右心室增大。RA.右心房;RV.右心室;LA.左心房;LV.左心室

二、室间隔缺损

室间隔缺损(VSD)是指胚胎第 8 周,心室间隔发育不全或停滞,而形成的左、右心室间的异常交通,引起心室内左向右分流,产生血流动力学紊乱。

(一)临床表现与病理特征

VSD 是最常见的先天性心脏病,约占出生存活婴儿的 0.2% 和先天性心脏病的 20%~25%。按病理解剖,VSD 分为漏斗部、膜部、肌部三型。

1.漏斗部 VSD

它又分为：①干下型 VSD,缺损紧位于肺动脉瓣下,位置较高,左室分流入右心的血液可直接喷入肺动脉。易合并主动脉瓣关闭不全;②嵴内型 VSD,位于室上嵴,漏斗部间隔内,但与肺动脉瓣有一定距离,左室分流的血液射入右室流出道。

2.膜部 VSD

它又分为：①单纯膜部 VSD:单发而局限于膜部间隔的小缺损,有的呈瘤样膨出;②嵴下型 VSD:室上嵴下方的膜部缺损,常较大;③隔瓣下型 VSD:缺损大部分位于三尖瓣隔瓣下方。

3.肌部 VSD

位于肌部室间隔的光滑部或小梁化部,位置均较低,可单发或多发。

(二)MRI 表现

1.直接征象

为室间隔连续中断(图 6-3-2)。以横轴面及垂直室间隔左室长轴面显示最为满意。隔瓣后 VSD 于四腔心层面可见隔瓣后两心室间交通。嵴上型 VSD 垂直于室间隔根部,斜矢状面可见主动脉根部与右室流出道之间的圆锥部间隔消失。干下型及嵴内型 VSD 以短轴面显示为佳,可辅以矢、冠状面。在四腔心层面或五腔心层面经缺损部位平行室间隔采用薄层步进的方法扫描可显示整个缺损的大小形态。

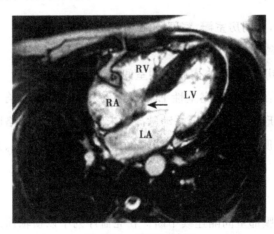

图 6-3-2　室间隔缺损

四腔心层面 True FISP 亮血序列图像,黑色箭头示 RV 和 LV 之间的室间隔信号连续性中断,左心房及左心室增大

2.间接征象

它包括少量分流者,可无其他异常表现;大量分流可见心室增大,室壁增厚,肺动脉增宽,内径大于同一层面升主动脉内径等。

3.MR 电影成像

它可见心室水平异常血流形成的低信号,依据血流信号判定分流方向及估测分流量,同时有利于发现小的或多发的 VSD。对于肌部小 VSD 仅在心室收缩期清楚显示左向右分流。隔瓣后 VSD 常合并主动脉瓣脱垂,造成主动脉瓣关闭不全,则在左室双口位电影序列上可直接显示主动脉瓣区异常反流信号及主动脉瓣脱垂情况。经后处理还可测定射血分数、心输出量,评估心脏功能。

三、心内膜垫缺损

心内膜垫缺损(ECD)亦称房室间隔缺损,是由于胚胎期腹背侧心内膜垫融合不全,原发孔房间隔发育停顿或吸收过多及室间孔的持久存在所导致的一组先天性心内复杂畸形群。

(一)临床表现与病理特征

ECD 包括原发孔房间隔缺损、室间隔膜部、二尖瓣前瓣及三尖瓣隔瓣的发育异常。发病率约占先天性心脏病的 0.9%~6%。主要分型如下:

1.部分型 ECD

它包括:①单纯型Ⅰ孔型房间隔缺损;②Ⅰ孔型房间隔缺损,合并二尖瓣裂;③Ⅰ孔型房间隔缺损,合并三尖瓣裂。

2.过渡型 ECD

Ⅰ孔型房间隔缺损,合并二、三尖瓣裂。

3.完全型 ECD

Ⅰ孔型房间隔缺损,共同房室瓣,室间隔缺损。

4.心内膜垫型室间隔缺损

它包括:①左室-右房通道;②心内膜垫型室间隔缺损。

国外大组病例报道:约 61.8%完全性 ECD 及 28%部分性 ECD 合并 21-三体综合征或唐氏综合征。其他并存畸形包括:10%合并动脉导管未闭、10%合并法洛四联症、2%合并右室双出口、3%合并冠状窦无顶综合征,少数可合并完全性肺静脉畸形引流、大动脉转位。

(二)MRI 表现

1.直接征象

它为房间隔下部及膜部室间隔连续中断。在亮血序列中以横轴面或四腔心层面显示最为满意,可见房间隔下部(即Ⅰ孔型)连续中断,缺损无下缘,直抵房室瓣环,二尖瓣前叶下移,左室流出道狭长。完全性 FCD 表现为十字交叉消失,左右房室瓣环融成一体,成一共同房室瓣,其上为Ⅰ孔型房间隔缺损,其下为膜部室间隔缺损(图 6-3-3)。左室-右房通道则表现为左室、右房间直接相通。

2.间接征象

它包括全心扩大,以右心房室增大为著;右心室壁增厚;中心肺动脉扩张,主肺动脉内径大于同水平升主动脉。

3.MR 电影成像

显示房室瓣区异常反流信号,并进行半定量分析;根据房室水平异常血流低信号,估测分流量；并可经后处理测定射血分数、心输出量，评估心脏功能。

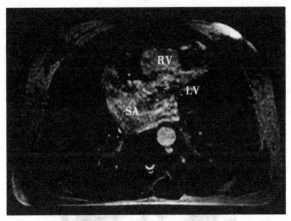

图 6-3-3 心内膜垫缺损合并单心房

横轴面 True FISP 亮血序列图像，黑色长箭示心脏十字交叉结构消失，左右房室瓣融合为共同瓣，房间隔完全缺如，为单心房。SA.单一心房

四、动脉导管未闭

动脉导管未闭（PDA）为常见的先天性心脏病之一。

（一）临床表现与病理特征

PDA 发病率约 9％～21％，男女比例为 1:2～1:3。动脉导管由左侧第六对主动脉弓的背侧部分发育而来，连接于左、右肺动脉分叉处于主动脉弓远端之间。88％于生后 8 周完全关闭，少数可延迟至 1 年。持续不闭者即为 PDA，导致主-肺动脉水平连续性左向右分流。

PDA 按其形态可分为：①柱型，导管两端粗细相仿，也称管状型；②漏斗型，导管主动脉端粗，肺动脉端较细；③窗型，导管短而粗，又称缺损型，此型最少见。

（二）MRI 表现

1.直接征象

黑血序列横轴面及左斜矢状面图像显示主动脉峡部与左肺动脉起始部间经动脉导管直接相连通。并可测量导管内径及长度，同时根据形态分型。亮血序列较黑血序列更为敏感，对于细小或管状扭曲的动脉导管，可采用薄层（3～5mm）步进的方法逐层扫描。

2.间接征象

左心房室增大，以左心室增大为著且室壁增厚；升主动脉、主肺动脉及左、右肺动脉扩张。

3.MR 电影成像

可显示分流方向，并对分流量进行定量分析。

4.3D CE-MRA

经 MIP 或 MPR 重建示主动脉峡部与左肺动脉起始部间经动脉导管直接相连通。通过重建清晰显示动脉导管形态，明确分型（图 6-3-4）；并分别测量动脉导管主动脉端、肺动脉端内径及动脉导管长度。这种方法较直观,临床医生易于接受,为临床制定治疗方法提供依据。

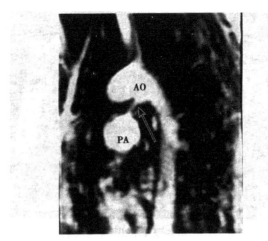

图 6-3-4 动脉导管未闭

CE-MRA 经 MPR 斜矢状面重组图像,黑色长箭指向主肺动脉远端与主动脉弓降部间呈漏斗形之未闭动脉导管。AO.主动脉;PA.肺动脉

五、法洛四联症

法洛四联症(TOF)是最常见的发绀型先天性心脏病,占先天性心脏病的 12%～14%。

(一)临床表现与病理特征

TOF 的主要畸形包括肺动脉狭窄、室间隔缺损、主动脉骑跨和右心室肥厚。其中,由于圆锥室间隔前移所造成的右室漏斗部狭窄及对位异常的高位室间隔缺损为其特征性改变。TOF 的血流动力学改变取决于肺动脉狭窄程度和室间隔缺损大小及其相互关系。TOF 并存的畸形包括:①多发性室间隔缺损,以肌部室间隔缺损为多;②外周肺动脉发育异常,包括左或右肺动脉起始部或肺内分支狭窄、一侧肺动脉缺如、扩张性改变等;③冠状动脉畸形,左前降支起源于右冠状动脉或右冠状窦、单冠状动脉畸形;④右位主动脉弓,占 20%～30%;⑤房间隔缺损;⑥永存左上腔静脉;⑦心内膜垫缺损;⑧其他畸形包括肺动脉瓣缺如、三尖瓣下移畸形、右室异常肌束、主动脉瓣关闭不全等。

(二)MRI 表现

(1)黑血＋亮血序列横轴面和斜冠状面可以显示右室漏斗部(即流出道)、肺动脉瓣环、主肺动脉及左右肺动脉主干的发育及狭窄程度(图 6-3-5)。横轴面、四腔心层面及心室短轴面可以清楚显示嵴下型室间隔缺损的大小,右心室壁肥厚,可达到或超过左室壁厚度。正常情况下,左室壁厚度约为右室壁厚度的 3 倍。对于并存肌部小室间隔缺损可采用薄层步进的扫描方法。在横轴面和心室短轴面上显示升主动脉扩张并可判定主动脉骑跨程度,若骑跨率较大时,取垂直室间隔流出道部左室长轴面(即左室双口位),显示主动脉后窦与二尖瓣前叶之间是否存在纤维连接,这是与法四型右室双出口的鉴别点。

（2）MR 电影成像可以显示肺动脉瓣环发育大小、瓣叶数目及开放程度；室间隔缺损分流方向，同时评价右心室功能，对评估预后有较大意义。

（3）3DCE-MRA 经 MIP 及 MPR 重建，可明确、直观显示两大动脉空间关系，尤其是显示主肺动脉、左右肺动脉主干及分支的发育情况和狭窄程度。同时可以测量并计算肺动脉指数或 McGoon 指数，对手术术式选择有重要意义。

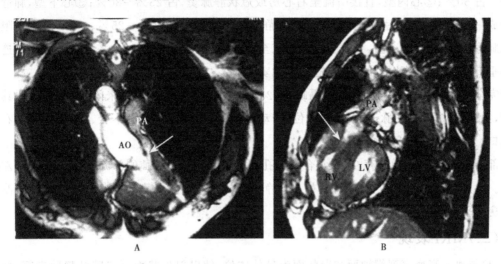

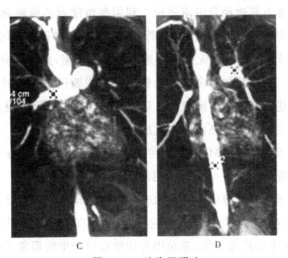

图 6-3-5　法洛四联症

A、B.电影序列显示右室流出道、肺动脉瓣环及瓣上重度狭窄，右心室肥厚；C、D.CE-MRA 显示主动脉及肺动脉空间关系及肺动脉的狭窄程度

六、肺静脉畸形连接

肺静脉畸形连接（APVC）又称肺静脉畸形引流，是指肺静脉未能直接与左心房相连，而是直接或通过体静脉系统与右心房连接。

（一）临床表现与病理特征

APVC 分为完全型（即全部肺静脉与右心房或体静脉相连）和部分型（部分肺静脉与右心房或体静脉相连）两种类型。完全型 APVC 占先天性心脏病 0.6%～1.5%。根据回流部位可分为四型：①心上型，肺静脉汇合成一支总干引流入垂直静脉→左无名静脉→右上腔静脉→右心房。占 50%；②心内型，直接引流至右心房或冠状静脉窦，占 25%～30%；③心下型，肺静脉汇合成一支总干经横膈引流入下腔静脉、门静脉或肝静脉，占 13%～25%。均因回流受阻而存在肺静脉高压；④混合型，各分支分别引流至不同部位，占 5%～7%。多为一侧肺静脉连接于左垂直静脉而其余肺静脉连接于冠状静脉窦。

完全型 APVC 几乎均并存房间隔缺损，25%～50% 合并动脉导管未闭，约 1/3 合并其他畸形，如单心室、永存动脉干、大动脉错位、肺动脉闭锁、主动脉弓发育不全、法洛四联症、右室双出口、无脾综合征、多脾综合征等。

部分型 APVC 可单独存在，但常合并 Ⅱ 孔型房间隔缺损。右肺的部分型 APVC 远比左肺多见。常见的引流部位有下腔静脉、右上腔静脉、右心房、左无名静脉等。其血流动力学改变与心房水平左向右分流相似。

（二）MRI 表现

（1）黑血＋亮血序列横轴面和冠状面为最佳体位，辅以斜矢状面可追踪肺静脉走行，显示肺静脉汇合的主干，异常引流途径及引流部位。利用亮血序列的横轴面加四腔心层面可显示两心房形态、大小及心房水平交通情况，以鉴别房间隔缺损与卵圆孔未闭。

（2）MR 电影成像可明确显示有无房间交通的右向左分流，并估计分流量。显示肺动脉高压的程度。评价心功能，右心功能不全时肺动脉瓣及三尖瓣区可出现异常反流信号。在追踪肺静脉走行时，如果上述畸形显示不满意或可疑时，可复制相应层面并利用薄层步进扫描方法进行调整，其显示畸形会比黑血或亮血序列更加清楚。

（3）3D CE-MRPV 经 MIP 及 MPR 重建可明确直观、全面地显示肺静脉走行、异常引流途径、引流部位及有无肺静脉狭窄并存。应利用薄层 MIP 重建方法，逐一显示四条肺静脉与左心房的关系，以及异常回流的肺静脉与体静脉或右心房的异常交通部位，这是诊断本病的关键（图 6-3-6），对于临床手术具有指导作用。但应注意，如果在重建过程中发现有遗漏畸形，可重新选择相应层面用 MR 电影成像证实，避免因容积效应所产生的假象干扰。

七、先天性肺动脉狭窄

先天性肺动脉狭窄（PS）约占先天性心脏病的 10%～18%。

（一）临床表现与病理特征

PS 根据狭窄部位不同可分为四型：①瓣膜型狭窄，最为常见，瓣膜在交界处融合成圆锥状，并向肺动脉内突出，瓣膜增厚，瓣叶多为三个，少数为两个。漏斗部易形成继发性狭窄，肺动脉主干有不同程度的狭窄后扩张。常合并 ASD、VSD、PDA 等；②瓣下型狭窄，较为少见，可分为隔膜型狭窄和管状狭窄。前者表现为边缘增厚的纤维内膜,常在漏斗部下方形成纤维环或膜状狭窄;后者由右心室室上嵴及壁束肌肥厚形成,常合并心内膜纤维硬化;③瓣上型狭窄,可累及肺动脉干、左右肺动脉及其分支,单发或多发。半数以上病例合并间隔缺损、PDA等其他畸形;④混合型狭窄,上述类型并存,以肺动脉瓣狭窄合并漏斗部狭窄常见。

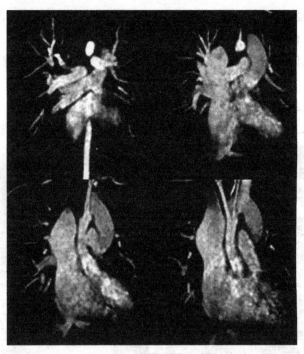

图 6-3-6　肺静脉畸形连接

心上型完全型肺静脉异位引流,CE-MRA 经薄层 MIP 重建方法,显示肺静脉与左房的关系,以及异常回流的肺静脉,左右肺静脉汇合成一主干经垂直静脉汇入上腔静脉

(二)MRI 表现

(1)黑血及亮血序列轴面、斜冠状面和左前斜垂直室间隔心室短轴像可显示右室流出道、主肺动脉、左或右肺动脉主干的狭窄部位、程度及累及长度。

(2)MR 电影成像可显示肺动脉瓣环发育情况、瓣叶数量及狭窄程度,并可显示粘连瓣口开放受限形成的"圆顶"征及低信号血流喷射征。

(3)CE-MRA 不仅可直接显示右室流出道,测量中心肺动脉狭窄程度,还可通过重组图像逐一显示段级以上周围肺动脉狭窄,能够有效评价肺动脉的发育情况。

八、原发性肥厚型心肌病

(一)病理和临床

肥厚型心肌病主要表现为心肌壁增厚,而无心腔扩大,最常见为室间隔不对称性肥厚。肥厚可发生于左心室游离壁及室间隔,也可以是左心室壁普遍肥厚。心肌肥厚的诊断标准为:心室舒张末期肥厚部分与正常部位室壁厚度(常取左室下壁后基底壁)的比值≥1.5。

临床可有心悸、胸闷、气急、晕厥,甚至猝死等表现。心脏听诊胸骨左缘可闻及收缩期杂音。心电图可出现异常 Q 波。

(二)诊断要点

(1)横轴位和短轴位黑血成像表现为心室壁不对称肥厚及心腔缩小,肥厚的心肌在 T_1WI 及 T_2WI 上均呈中等信号强度。

(2)心脏 MRI 电影扫描可见左室舒张功能受限,肥厚室间隔或心壁收缩期增厚率下降,多<30%。

(3)心脏变形,收缩末期左心室腔缩小、变形较舒张期明显。

(4)左心房增大,二尖瓣关闭不全,电影扫描可见二尖瓣反流的信号带。见图 6-3-7。

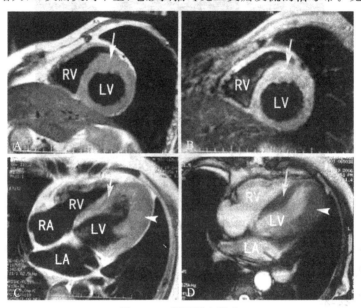

图 6-3-7 肥厚型心肌病

A、B、C、D.分别为短轴位 Double-IR、Triple-IR、横轴位 $SE-T_1WI$ 和 MRI 电影左室舒张期,见室间隔(白箭)及左心室游离壁(白箭头)不对称肥厚,心肌信号尚正常,心脏 MRI 电影扫描可见左室舒张功能受限

(三)鉴别诊断

须与各种原因导致的继发性心肌病、心肌炎、克山病,感染性心内膜炎、心包炎、冠心病、高血压性心脏病等鉴别。

(四)特别提示

MRI 能准确显示肥厚型心肌病患者左心室及室间隔的不对称肥厚,多能做出明确诊断。

九、心肌梗死

(一)病理和临床

心肌梗死(MI)是冠心病的一种临床类型,心肌严重急性缺血 1 小时以上,即可发生心肌梗死。临床表现为胸骨后持久、剧烈疼痛,可伴有恶心、呕吐、呼吸困难、心律失常、心力衰竭、休克,甚至猝死等,心电图出现典型 ST 段抬高,出现异常 Q 波、T 波倒置等表现。心肌梗死按照临床病理和心电图表现可分为急性、亚急性和慢性三期。陈旧性心肌梗死时,坏死心肌由纤维组织修复替代,形成纤维瘢痕而愈合。

(二)诊断要点

1.急性心肌梗死

(1)梗死区心肌 T_1WI 呈等或稍低信号,T_2WI 呈高信号,Gd-DTPA 增强后梗死区可见明显延迟强化,以增强后 10~30 分钟最明显,持续 15~20 分钟。

(2)梗死区室壁局限性变薄,梗死区室壁厚度小于同一层面的正常室壁平均厚度的 60%。

(3)心脏电影显示梗死区室壁出现节段性运动减弱、消失或呈矛盾运动,心室收缩期室壁增厚减弱或消失。

(4)梗死区可出现附壁血栓,在 T_1WI 呈较高信号。

(5)心肌灌注显像显示梗死区心肌首过灌注降低。

2.陈旧性心肌梗死

(1)梗死室壁节段性变薄,尤以心室收缩期更明显。变薄的心肌呈低信号,以 T_2WI 更明显。

(2)梗死心肌增强后不强化,少数病例呈明显边缘性强化。

(3)心脏电影扫描显示梗死区心肌运动减弱或呈反向运动;局部心室壁收缩期增厚率下降,<30%,甚至完全消失。

(4)心腔内有附壁血栓,亚急性血栓呈短 T_1、长 T_2 信号;慢性血栓,T_1WI 及 T_2WI 均呈等低信号。

(5)左心室增大,电影 MRI 测量射血分数下降,<55%。

(6)并发左心室室壁瘤可见局部心室壁凸出,呈反向运动,室壁收缩期不增厚,局部易形成血栓。见图 6-3-8。

(三)鉴别诊断

须与心肌缺血及其他原因所致的心肌损害鉴别。

(四)特别提示

MRI 检查可用于明确心肌梗死的部位与范围,更重要的是对病变区心肌活性进行评价,区分梗死区内的梗死心肌、顿抑心肌,发现梗死区外的冬眠心肌,指导临床制定合理的治疗方案,避免不必要的干预治疗。

十、心包积液

(一)MRI 诊断

心包积液主要征象为心包腔脏、壁两层间距增宽,自旋回波(SE)序列 T_1WI 多为低信号,

T_2WI 多呈均匀高信号，如积液内蛋白含量高或为血性液体，T_1WI 可为中等或高信号，恶性肿瘤所致的心包积液可呈不均匀中高混杂信号。

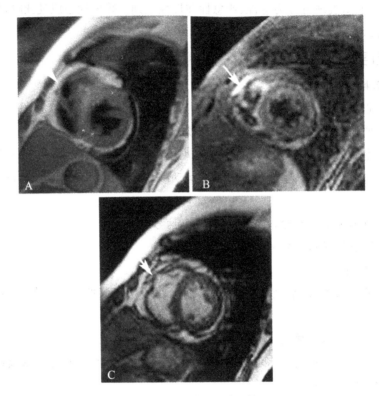

图 6-3-8　心肌梗死（陈旧性）

A.B.C.心脏短轴位，分别为 Double-IR、Triple-IR、心脏电影扫描像，右心室室壁节段性变薄（白箭），变薄的心肌呈低信号，以 Triple-IR 更明显，心脏电影扫描显示梗死区心肌运动减弱

（二）特别提示

（1）心包内液体量＞50mL 即为心包积液。心包积液引起心包腔压力增高，导致心室舒张功能受限，使心房、体静脉、肺静脉回流受阻，心房和静脉压力升高，心脏收缩期排血量减少，甚至出现心脏压塞（心包填塞）。

（2）临床表现取决于积液增长速度、积液量及病程。患者可有乏力、发热、心前区疼痛等症状，大量积液时可有呼吸困难、发绀、端坐呼吸等症状。体征可有心音遥远，颈静脉怒张，静脉压升高，血压及脉压降低等。心电图示：T 波低平、倒置或低电压。

十一、心包囊肿

（一）MRI 诊断

心包囊肿位于心缘一侧，为半圆形或者新月形异常信号区，T_1WI 上呈低强度信号，T_2WI 上呈高强度信号。

（二）特别提示

典型的心包囊肿位于心缘旁，可位于右侧或左侧，呈半球形突向肺内，包膜完整，边缘清晰，囊壁薄，但有的心包囊肿呈局限性扁袋状附着于心包壁层上。有的囊肿内侧壁为心包壁层，有的显示不清。

十二、二尖瓣狭窄

风湿性心脏病是二尖瓣狭窄最常见的原因，占95%以上，风湿性心脏病侵犯二尖瓣瓣叶及腱索，致前后叶交界处粘连、纤维化、瓣叶增厚，瓣下腱索融合、短缩，晚期瓣叶组织钙化。其次为老年退行性变，其他原因罕见。按瓣膜病变程度及病变瓣膜形态，将二尖瓣狭窄分成隔膜型与漏斗型两类。正常二尖瓣口面积为 $4 \sim 6 cm^2$，瓣口面积缩小到 $1.5 \sim 2.0 cm^2$ 为轻度狭窄，$1.0 \sim 1.5 cm^2$ 为中度狭窄，$1.0 cm^2$ 以下为重度狭窄。

二尖瓣狭窄时，血液从左心房进入左心室发生障碍，左心房血液滞留，血量增多，左心房扩大，压力升高，使肺静脉逆流（肺静脉无静脉瓣），肺循环阻力增高，血容量增加，肺泡气体交换失常，肺小动脉长期痉挛，管壁纤维组织增生、硬化、内膜纤维硬化，管腔缩小，引起肺动脉高压，右心室代偿性心肌肥厚，心腔扩大，三尖瓣相对性关闭不全，血液反流，右心房压力增高扩张，导致右心衰竭。而左心室长期血液量充盈不足，负荷减轻，左心室可发生萎缩，变小或正常。可并发左心房血栓。

（一）临床表现与病理特征

本病临床表现包括：①呼吸困难：病变早期，患者体力活动后出现心慌、气短；当病变发展到肺动脉高压时，患者在安静状态下也可发生气短，重者不能平卧，端坐呼吸。②咳嗽、咯血：劳动后常出现干咳，可有黏液性或粉红色泡沫样痰。约有 15%～30% 的患者有不同程度的咯血。轻者因肺毛细血管破裂，表现为痰中带血丝；重者因支气管静脉曲张破裂，多为大量咯血。急性肺水肿时，咳出大量粉红色泡沫样痰。③心悸、胸痛、发绀、水肿等症状：水肿多是右心功能代偿失调所致。可出现典型的二尖瓣面容，即口唇微绀、两颊紫红色，严重者有色素沉着。心脏杂音表现为心尖区舒张期杂音，第一心音亢进及开瓣音。

（二）MRI 表现

直接征象包括：①瓣膜开放受限：电影 MR 显示瓣膜开放的程度、形态，瓣膜交界处融合，可见"圆顶征""喷射征"，通过狭窄二尖瓣的快速血流形成信号的丢失，于心脏舒张期呈自二尖瓣向左心室方向的条束状低信号区，其范围大小及与左心室面积的百分比，与狭窄二尖瓣的跨瓣压差有良好相关性，可以半定量评估狭窄程度。②瓣膜形状、大小、瓣叶厚度、赘生物及活动度改变。垂直于室间隔和平行于室间隔的左室长轴面黑血序列可测量瓣膜的厚度、大小，MR电影显示瓣膜的厚度及运动，观察收缩期及舒张期瓣膜形态。③瓣环大小改变：垂直于室间隔和平行于室间隔的左室长轴面心脏电影 MR 可测量收缩期及舒张期的瓣环直径。

间接征象包括：①瓣膜狭窄后血流速度加快：应用 PC 法进行狭窄前、后的血流速度测量，可以测量平均血流速度、最大血流速度、前向血流量,反向血流量等,可见血流速度增快。根据简化的 Bernoulli 方程计算左心房与左心室的跨瓣压差,估测二尖瓣狭窄的程度。②左心房扩大及左心房血栓:二尖瓣狭窄,舒张期血流通过瓣口的阻力增加,左房压升高,致左心房扩大,MR 可以测量左心房各个径线。左房血栓最好发于左心耳或左房外侧壁,自旋回波序列根据血栓形成时间不同,信号不同。T_2WI 陈旧性血栓信号较低。应用 Gd-DTPA 增强扫描,血栓无明显强化。③右心室肥厚、扩张:心脏长、短轴面断面像或电影可见右心室增大的程度及室壁的厚度。

十三、二尖瓣关闭不全

二尖瓣关闭不全常见的原因:①动脉粥样硬化性心脏病:心肌缺血或梗死后,乳头肌、腱索断裂或延长或左心室功能不全、左心室扩大、瓣环扩张、瓣叶脱垂等引起二尖瓣关闭不全;二尖瓣瓣环及瓣下组织钙化。②风湿性心脏病:单纯风湿性二尖瓣关闭不全比较少见。主要是瓣膜和瓣下纤维组织增生、增厚、瘢痕形成,瓣叶游离缘缺损、卷曲、硬化、钙质沉积,瓣叶面积缩小不能完全闭合。腱索和乳头肌纤维组织增生、变硬、短缩、粘连。③特发性腱索断裂。④感染性心内膜炎:瓣叶结构破坏,可导致穿孔,可见瓣叶赘生物、脓肿、膨出瘤形成。⑤高血压:引起二尖瓣环扩大、腱索断裂、二尖瓣瓣叶损坏、左室功能的损害,导致二尖瓣关闭不全。有学者报道二尖瓣边缘有纤维小结和淋巴细胞浸润。⑥扩张型心脏病:可使瓣环扩大,进而引起功能性关闭不全。本病少见的原因:①胶原组织病:如播散性红斑狼疮、类风湿关节炎等;②结缔组织病:如马方综合征、Ehler-Danlos 综合征等;③其他:如穿通性或非穿通性外伤、肥厚型心肌病、左房及左室黏液瘤、心内膜弹力纤维增生症等。

(一)临床表现与病理特征

患者在心脏收缩期因血液反流入左心房,左心房容量增加,压力升高,心腔扩大,心肌肥厚。左心室舒张时,由左心房进入左心室血量增加,左心室负荷加重,心肌代偿性肥厚。左心室失代偿,出现肺淤血、肺动脉高压,晚期右心失代偿引起全心衰。

主要临床表现包括:①疲乏、无力:左心功能受损,心排血量减少,使患者活动耐力受限。②心悸:左心室收缩增强或心律失常。③劳力性呼吸困难:左心衰竭,肺静脉压力升高所致,严重者可出现夜间阵发性呼吸困难和右心衰竭的征象。④心脏杂音:可闻及心尖部柔和的收缩期吹风样杂音:杂音向左腋下传导,呼气时增强。肺动脉瓣第 2 心音分裂在吸气时更明显,偶可闻及第 3 心音。

(二)MRI 表现

直接征象包括:①瓣膜处血液的反流:电影 MR 可见收缩期通过二尖瓣反流入左心房的血液形成信号的丢失,于收缩期呈自二尖瓣向左心房方向的条束状低信号区(图 6-3-9)。二尖瓣反流束可以位于中心,也可以是偏心性的。②瓣膜的形状、瓣叶大小、厚度及活动度改变:垂直于室间隔及平行于室间隔的左室长轴面电影 MR 显示瓣叶的运动,可见瓣膜脱入左心房。

可测量瓣叶的厚度、大小。③瓣环扩大：垂直于室间隔和平行于室间隔的左室长轴面心脏电影MR可测量收缩期及舒张期瓣环的直径。

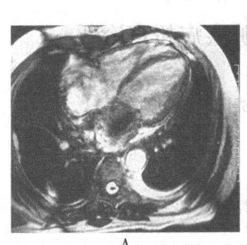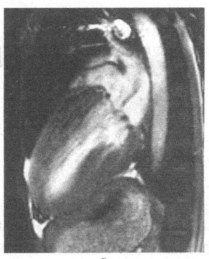

图 6-3-9　二尖瓣关闭不全

MR 亮血电影成像，A.四腔心层面，收缩期可见自二尖瓣向左心房方向的条束状低信号区，为血流反流信号；B.左室长轴像观察反流信号及瓣膜的形态及运动

二尖瓣关闭不全的间接征象如下：

1.反流量测量

通常采用以下三种方法：①半定量法，测量心脏收缩期左心房低信号区的面积与左心房面积之比，定量二尖瓣关闭不全的程度；②血流测量定量法，于主动脉瓣上及肺动脉瓣上应用 PC 法测量主动脉瓣上及肺动脉瓣上的血流速度，得到左心及右心的每搏输出量，计算二者之差，得到二尖瓣关闭不全的反流量；③MR 容积测量定量法，通过心脏短轴面电影图像，利用心功能软件测量左心室及右心室的每搏输出量，计算二者之差，得到二尖瓣反流量。在无瓣膜反流时，利用此种方法测量左、右心室的每搏输出量差别小于 5%。

2.左心室形态及功能异常

左心室功能损伤的程度是判断术后效果的重要指标，包括左心室收缩末期直径、收缩末期容积指数和射血分数（EF）。美国心脏协会（AHA）心脏瓣膜疾病治疗指南建议：左心室收缩末期直径 45mm，EF60% 为判断手术效果的标准。心脏长、短轴面电影可以测量左室收缩末期直径及收缩、舒张期室壁的厚度，测量收缩末期容积指数和射血分数（EF）以及心肌重量；MR 容积测量结果被认为是心室容积、每搏输出量、射血分数及心肌重量的金标准。

3.左心房扩大

判断缺血性心脏病导致的二尖瓣关闭不全：通过 MR 心肌灌注法发现心肌缺血及梗死的范围、程度，判断存活心肌等。

第七章　心脏疾病超声诊断

第一节　先天性心脏病

一、房间隔缺损

房间隔缺损是最常见的先天性心脏病,约占 26%,其中 95% 为继发孔房间隔缺损,依据缺损部位的不同又可分为中央型、上腔型、下腔型和混合型。房间隔缺损时,血液由左房分流到右房,导致右心系统扩大,当分流量过大时,长期肺动脉高压,导致心房水平分流变为右向左,临床症状出现发绀,即发展为艾森曼格综合征。

(一)临床表现

婴幼儿时期房间隔缺损患者的症状与缺损大小有关。轻者临床表现可不明显,常在体格检查时发现心脏杂音而得以确诊。缺损大者,由于分流量大,肺充血明显,而易患支气管肺炎,同时因体循环血量不足而影响生长发育。当剧哭、屏气、肺炎或心力衰竭时,右心房压力可超过左心房,出现暂时性右向左分流而呈现出青紫。

随着患者年龄增大,房间隔缺损患者可有出生长发育落后、活动耐力降低、反复呼吸道感染、多汗等表现,并且出现心脏增大、肺循环压力及阻力增高、心力衰竭以及房性心律失常等。

(二)超声表现

1.二维和 M 型超声心动图

右房、右室内径增大,室间隔和左室后壁呈同向运动,房间隔回声中断,断端回声增强,肺动脉增宽。诊断房间隔缺损宜采用剑下四腔、胸骨旁四腔及大动脉短轴切面,以避免出现房间隔回声失落的伪像。

2.彩色多普勒

房水平左向右分流时,彩色多普勒可显示红色血流穿过房间隔缺损,从左房伸入到右房,直达三尖瓣口。分流束的宽度取决于房间隔缺损的大小:缺损大,分流束宽;缺损小,分流束窄。将脉冲多普勒取样容积置于房间隔缺损处,可记录到从收缩中期开始、持续整个舒张期的左向右分流,分流速度 40cm/s 以上。

(三)鉴别诊断

1.卵圆孔未闭

右房压力增高的先天性心脏病常合并卵圆孔未闭,通常不引起两心房间分流。卵圆窝薄膜样回声中断或错位,边缘摆动幅度较大,多普勒超声无异常发现。

2.原发性肺动脉高压

同房间隔缺损一样有右房右室扩大,肺动脉增宽的声像图表现,但原发性肺动脉高压的房间隔是连续完整的,肺动脉瓣a波消失,开放呈 W 或 V 形,有震颤,肺动脉血流呈匕首状,加速和射流时间均缩短。

二、室间隔缺损

室间隔缺损是由于胚胎期室间隔发育不全,心室间形成异常通道,产生室水平的血液分流,其发病率约占先天性心脏病的 23%。室间隔缺损可分为膜部缺损、漏斗部缺损和肌部缺损。其中膜部缺损最多见,可分为嵴下型、单纯膜部缺损、隔瓣下缺损,漏斗部缺损可分为干下型和嵴内型。

(一)临床表现

缺损口径小、分流量较少者,一般无明显症状,多在体检时发现胸骨左缘第3~4肋间闻及Ⅱ~Ⅲ级或Ⅲ级以上粗糙的全收缩期杂音,经超声检查发现室间隔缺损。缺损大、分流量多者,症状出现较早,表现为劳力性心悸气急,活动受限,左前胸明显隆起,杂音最响部位可触及收缩期震颤。大型室间隔缺损,肺瘀血和心衰发展较快,并可反复发生肺部感染,重者在婴幼儿期,甚至新生儿期可死于肺炎或心力衰竭。

(二)超声表现

1.M 型和二维超声心动图

室间隔回声连续中断是诊断室间隔缺损的直接征象,室间隔缺损断端回声增强、粗糙。膜周部室间隔缺损断端常有较多增生的纤维组织突向右室侧,纤维组织对缺损口的包绕,常形成瘤样结构凸向右室侧。漏斗部缺损位置高,偏左上前方,在右室流出道长轴切面及主动脉根部短轴切面显示。左心房、左心室扩大,肺动脉显著扩大,肺动脉高压。

2.多普勒超声心动图

在室间隔回声连续中断处,可显示收缩期由左室向右室分流的高速正向湍流频谱,流速大小与肺动脉压力有关,严重肺动脉高压时,峰值流速大于 3.5 米/秒。

3.彩色多普勒超声心动图

显示红色为主、多色镶嵌的血流束穿越室间隔缺损处进入右心室。彩色多普勒超声心动图在诊断室缺中可确定室间隔缺损的部位、直径,判定室间隔缺损分流方向、分流量。

(三)鉴别诊断

(1)室间隔缺损合并膜部瘤形成与主动脉窦瘤破裂在大动脉水平短轴切面显示瘤体的部位可完全相同,均可见缺口,左房和左室扩大,两者鉴别点在于主动脉窦瘤破裂的瘤体在舒张期膨出,膜部瘤为收缩期膨出,窦瘤破裂血流频谱为舒张期为主的双期湍流频谱,室缺为单纯收缩期湍流频谱。

(2)室间隔缺损合并肺动脉瓣狭窄与轻型法洛四联征均有室间隔缺损、肺动脉瓣狭窄、右心室肥厚等特点,两者鉴别点在于法洛四联征有主动脉的扩张,有血流从右心室进入主动脉,室缺合并肺动脉瓣狭窄没有主动脉扩张和右室流入主动脉的血流信号。

三、房室隔缺损(心内膜垫缺损)

房室隔缺损分为部分型和完全型两种。部分型就是原发孔房间隔缺损,又称为部分心内膜垫缺损,部分型较完全型房室隔缺损(又称为完全型心内膜垫缺损)多见。

(一)病因病理

房室隔缺损在临床上是较少见的先天性心脏病,指二尖瓣和三尖瓣附着点上下差异部的间隔缺损,伴有不同程度的房室瓣畸形。

众多学者认为本病系因胚胎期参与形成房室隔和房室瓣的结缔组织心内膜垫发育异常所致,习惯称为"心内膜垫缺损"。在胚胎发育中,心内膜垫并未主要参与房室瓣的形成,亦与房室隔的肌部发育无关,目前小儿心脏病学家将本病称为房室隔缺损。其基本病理改变为:①房室交界部位房间隔和室间隔不能自然延续,形成缺损。②左右房室瓣环不能分开,呈椭圆形的共环。③二尖瓣和三尖瓣失去正常形态,形成右二、左一、中间两"桥瓣"的五叶状态。④两"桥瓣"骑跨于左右心室之上,前后相对,有乳头肌及腱索牵拉。⑤原位于两房室瓣环之间的主动脉根部,移位于共环的上部,左心室流出道狭长(图 7-1-1)。

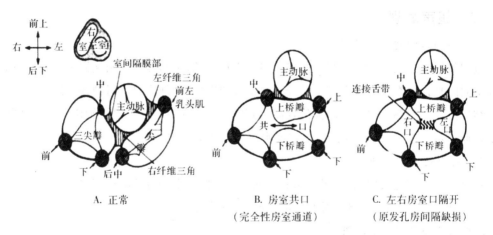

图 7-1-1　房室隔缺损时,房室交界横断面解剖关系示意图

本病在临床上可包括以下几种:①原发孔房间隔缺损。两"桥瓣"之间有连接舌带,将房室口仍左右隔开,分流仅发生于心房水平,房间隔本身多属正常。②完全性房室通道。"桥瓣"飘悬于房隔和室隔之间,分流同时发生于心房和心室水平。③单心房。继发孔和原发孔缺损同时存在,或心房间隔完全缺如,常伴发心脏综合征和复杂的先天性心脏畸形。

本病可伴发其他畸形,如法洛四联症、大动脉转位、肺动脉狭窄、动脉导管未闭和继发孔房间隔缺损等。

（二）临床表现

1.原发孔房间隔缺损患者

在临床上轻者可无症状,伴有严重房室瓣反流时症状亦随之加重,表现为发育障碍,乏力,食欲缺乏,呼吸困难,较早出现心力衰竭的症状和体征。胸骨左缘上部可闻及因相对性肺动脉口狭窄所致的收缩期喷射性杂音,心尖区可闻及房室瓣反流所致的收缩期杂音。

2.当完全性房室通道时

症状一般较重,发育障碍,乏力气短,易患呼吸道感染,较早出现心力衰竭,婴儿期多有夭折。胸骨左缘中下部闻及室间隔缺损的收缩期杂音,心尖区闻及房室瓣反流的收缩早中期杂音。心电图表现可与原发孔房间隔缺损相似。X线胸片示心影增大以右心室为主,肺血管影增粗,肺动脉段凸出。心导管检查示心房和心室水平均由左向右分流。由于房室瓣畸形所致的关闭不全,使心脏四腔室均相交通,右心室和肺动脉压力增高与体循环相近。右心导管易通过房室间交通至左心系统。左心室造影剂亦可见"鹅颈"征,并显示造影剂向左心房反流,右心房和右心室同时显影。

（三）二维声像图

(1)当房室交界部位的异常改变时:心脏四腔心切面显示房室交界部位十字交叉的影像消失,这是本病最具特征性的二维超声图像的表现。原发孔房间隔缺损显示为房间隔下部,冠状静脉窦前下方房间隔回声中断。完全性房室通道则显示房室交界部位十字交叉结构完全消失,房间隔的下部和室间隔的上部回声缺失。如为单心房则房间隔回声全部失落,收缩期关闭的房室瓣和室间隔呈"人"字形改变。

(2)房室瓣改变:在心尖四腔心切面时,原发孔房间隔缺损显示二尖瓣和三尖瓣处于同一水平,可伴有瓣膜的畸形改变。

(3)当左室流出道改变时:在左心室长轴和五腔心切面时,显示左心室流出道延长变窄。

(4)在心脏扩大时的表现:右心房和右心室增大为主,左心房和左心室亦可增大。完全性房室通道者,显示为全心扩大。由于肺循环血流量增加及肺动脉压增高,以至肺动脉径增宽。

（四）彩色多普勒超声

1.分流的表现

原发孔房间隔的缺损显示房间隔下部回声中断处穿隔的左向右红色分流束。应用经食管超声探测,此分流束以蓝色为主。出现左向右分流时,上述分流束的方向和色彩相反。完全性房室通道者,彩色分流血流束不仅出现在心房水平,同时出现于心室水平。心房水平的彩色分流束部位在房间隔下部至共同房室瓣之间,持续于整个心动周期,呈红色。心室水平分流束部位在共同房室瓣至室间隔上端,出现于收缩期,呈红色为主的五彩血流。如为右向左分流,心房和心室水平的分流血流束呈蓝色,方向相反。

2.当瓣膜反流时的表现

原发孔房间隔缺损者都常伴有二尖瓣和三尖瓣的关闭不全,在收缩期房室瓣的心房侧显示有蓝色为主的五彩反流束。完全性房室通道者可显示房室瓣反流的血流束。

（五）频谱多普勒超声

1.分流频谱

在心房水平左向右分流时,应用脉冲波多普勒超声显像,把取样容积置于房间隔缺损处,或缺损口的右房侧,记录到全心动周期的分流频谱,频谱形态和血流速度均与继发孔房间隔缺损相似。心室水平左向右分流时,取样容积置于室间隔缺损的右心室侧,记录到收缩期的湍流频谱,再用连续波多普勒测定最大血流速度及过隔压差。当肺动脉压增高,左右心压力相近时,则不能记录到典型的分流频谱。

2.反流频谱

当合并房室瓣反流时,把多普勒取样容积置于瓣膜的心房侧,记录到收缩期的反流频谱。采用连续多普勒超声显像,可测定三尖瓣反流的最大流速,并可估计肺动脉收缩压。部分患者在肺动脉瓣下取样时,记录到舒张期的肺动脉瓣反流频谱,用以估测肺动脉舒张压和平均压。

（六）临床意义

超声心动图是诊断房室隔缺损的主要方法。如无复杂的伴发畸形,可不必再行心导管检查和 X 线心血管造影。二维超声图像更能直观地显示房室水平的分流及房室瓣的反流,描记分流和反流的血流频谱,计算各种血流动力学的参数。

四、动脉导管未闭

（一）病因病理

动脉导管未闭是临床上最常见的先天性心脏病之一。动脉导管通常位于主动脉弓降部,左锁骨下动脉起始处以外 0.5~1.0cm 与左右肺动脉分叉之间。动脉导管是胎儿生存的重要生理性血流通道,出生后自行关闭,最后退化为一纤维性韧带。当导管关闭的机制存在先天性缺陷,致使婴儿期动脉导管不能关闭,即为动脉导管未闭。

（二）临床表现

在临床上患者以女性多见,多数无任何临床症状。未闭导管的内径较粗、分流量较大者,可出现发育迟缓、乏力、心悸、胸闷、气喘、咳嗽或咯血,易患呼吸道感染。当肺动脉压显著增高,产生大动脉水平的右向左分流时,表现有发绀。典型的杂音是胸骨左缘第二肋间或左锁骨下闻及贯穿于收缩和舒张期的连续性杂音,宛如机器的轰鸣声,伴有震颤。杂音的特点是自第一心音起逐渐增强,至收缩末最响,掩盖第二心音,舒张期开始后逐渐减轻。杂音可向左上胸和背部传导。在下列 3 种情况时,上述杂音可变得不典型,或仅闻及收缩期杂音:①婴儿期。②心力衰竭。③肺动脉高压。

（三）二维声像图

1.当左心增大时

肺动脉水平左向右分流使肺循环血流量增加,右心的回心血量亦增多,左心容量负荷增重,左心房和左心室增大,显示的主要切面为左心室长轴、左心室短轴、四腔心和五腔心等。左心室壁运动幅度增强,二尖瓣开闭的幅度可增大。上述表现还可显示于 M 型超声心动图,用于测量房室内径和运动幅度。

2.当主动脉和肺动脉内径增宽时

主要的切面可用心底短轴、左心室长轴及胸骨上窝动脉弓长轴等。显示主动脉和肺动脉内径增宽,搏动幅度增强。

3.异常通道的显示

在降主动脉和肺动脉分叉处,可显示其间的无回声异常通道,即为未闭的动脉导管。经胸探测时,主要应用心底短轴和胸骨上窝主动脉长轴切面。经食管探测时,可在食管上段左旋探头,显示降主动脉和肺动脉切面,搜寻其间的无回声通道。

(四)彩色多普勒超声

1.当出现异常的分流血流束时

在显示异常无回声通道的二维超声图像中,应用彩色多普勒超声血流显像,显示从降主动脉穿过此通道射向主肺动脉的左向右分流束。心底短轴切面显示五彩分血流束以红色为主,常沿肺动脉左外侧壁向前,直冲向肺动脉瓣。经胸骨上窝探测时,此分流束形成于主动脉弓降部,呈五彩状射向肺动脉。如经食管超声探测时,五彩分流束背离探头自降主动脉经无回声通道射向肺动脉,色彩以蓝色为主。

2.当旋流出现时

在心底短轴切面时,显示肺动脉内左外侧一红色为主五彩分流束的同时,内侧可见一方向相反蓝色血流带射向肺动脉分支。此蓝色血流可持续整个心动周期,其中于收缩期从右心室通过肺动脉瓣口射向肺动脉的应为正常血流。然而舒张期仍有出现,显然与分流束射至肺动脉瓣口再折返形成旋流有关。

3.在血流汇聚时

在未闭动脉导管的主动脉端,向肺动脉的分流血流可在此形成一彩色血流会聚区。

(五)频谱多普勒超声

应用脉冲和连续波多普勒超声时,可记录动脉导管未闭的分流血流频谱。如对分流血流做定量诊断,需应用连续波多普勒超声显像。

在二维彩色多普勒超声显示的基础上,把多普勒取样容积置于未闭导管的肺动脉端五彩分流显示最佳处,方可记录到持续于全心动周期的连续性分流频谱。此分流频谱始于收缩早期,收缩晚期流速达最高峰,舒张期流速渐减,直至舒张末期,周而复始。经胸探测时分流频谱为正向,如经食管超声探测则为负向。分流峰值速度通常为 3~5m/s。当肺动脉压增高,出现双向分流时,收缩期肺动脉压高于主动脉压,显示右向左分流的负向频谱,舒张期肺动脉压低于主动脉压,显示左向右分流的正向频谱。双向分流通常呈层流状态,其流速较低。

(六)临床意义

由于超声心动图的临床应用,尤其是彩色多普勒超声血流显像技术,结合频谱多普勒超声,对动脉导管未闭的诊断有了很高的临床价值。在做出定性诊断的基础上,直接依据二维超声图和彩色分流束的宽度测量未闭导管的内径,或根据血流频谱估算分流量大小和估测未闭导管的内径,可提供多种血流动力学的参数,获得定量诊断的重要信息。在经胸探测显示欠佳的成人患者,可应用经食管超声心动图,常达到理想的效果。超声技术应用的又一新领域,是监测经导管的动脉导管未闭堵塞术,对细小残余分流的显示有独到之处。

五、主动脉窦瘤破裂(Valsalva 窦瘤)

主动脉窦瘤破裂(RASA)又称乏氏窦瘤破裂,占先天性心脏病的 1.6%～3.6%,男性多于女性。少数后天性主动脉窦瘤可由动脉硬化、感染性心内膜炎、主动脉夹层及创伤等原因破坏主动脉窦壁组织引起。

(一)病理与临床

主动脉窦瘤一般认为系主动脉基底部中层弹力纤维先天缺陷引起该处结构较薄弱,出生后由于主动脉窦受到主动脉内高压血流冲击,窦壁逐渐变薄呈瘤样扩张,称为主动脉窦瘤。窦瘤好发于右冠状动脉窦,占 69%～90%;其次为无冠状动脉窦,占 15%～26%;左冠状动脉窦极为少见,占 1%～5%。主动脉窦瘤的破口一般为一个,少数患者可有多个破口。窦瘤破裂最常见为右冠状动脉窦瘤破入右心室和右心室流出道,其次是无冠状动脉窦瘤破入右心房。偶见主动脉窦瘤破入室间隔、左心或破入心包腔。

先天性主动脉窦瘤 30%～60%合并室间隔缺损,10%患者伴有主动脉瓣发育异常,如主动脉瓣二叶瓣畸形、主动脉瓣脱垂等。

主动脉窦瘤未破裂时不引起血流动力学改变。若主动脉窦瘤破入右心房和右心室时,由于主动脉收缩压和舒张压均高于右心压,右心房、右心室为双期连续性分流。听诊在胸骨左缘第 3 肋间有响亮、粗糙的连续性杂音。当破入心包,可立即造成心脏压塞,导致猝死。由于解剖结构上的缺陷和室间隔缺损分流的虹吸作用,易造成主动脉右冠状动脉窦(瓣)脱垂和关闭不全。

临床易与动脉导管未闭等其他先天性心脏病混淆。

(二)超声表现

1.右冠状动脉窦瘤破裂

左心室长轴切面和右心室流出道切面显示右冠状动脉窦呈袋状扩大,扩大的右冠状动脉窦连续中断;窦瘤多破入右心室流出道,向右心室流出道膨出;常合并有室间隔缺损,膨凸的右冠状动脉窦可能全部或部分遮盖室间隔缺损区,以至漏诊室间隔缺损或低估室缺大小;主动脉窦部增宽;左心房、左心室增大。多普勒超声显示主动脉右冠状动脉窦血流呈五彩镶嵌状通过窦瘤向右心室分流,频谱多普勒呈连续性湍流。右冠状动脉窦瘤破入右心房时优选切面是大动脉短轴,该切面有助于区分右冠状动脉窦瘤还是无冠状动脉窦瘤。

2.无冠状动脉窦瘤破裂

无冠状动脉窦扩大,多破入右心房,呈乳头状或窦道状破入右心房下部、三尖瓣隔瓣根部,左、右心室扩大。

3.左冠状动脉窦瘤破裂

左冠状动脉窦扩大,一般破入左心房或左心室流出道。主动脉根部切面可显示窦瘤大小及破口部位。左心房、左心室扩大。

(三)鉴别诊断

1.右冠状动脉瘘

鉴别要点:①右冠状动脉瘘,冠状动脉呈管状或腊肠样扩张,管壁增厚如同主动脉壁。而右冠窦瘤呈袋状或不规则扩张,壁薄;②右冠状动脉瘘在其异常扩张的结构近端无湍流,而右冠状动脉窦瘤破裂在窦瘤破口处,可记录到连续性湍流。

2.室间隔膨出瘤并室缺

鉴别要点:左心室长轴切面室间隔膨出瘤位于主动脉根部下方,而右冠状动脉窦瘤在任何切面均位于主动脉根部;右冠状动脉窦瘤破裂入右心室时呈连续性湍流,而室间隔膨出瘤并室缺的湍流仅发生在收缩期。

(四)临床价值

超声对右冠状动脉窦瘤破裂诊断符合率较高,对合并存在的室间隔缺损,由于窦瘤遮挡较易出现漏诊。无冠窦瘤破裂和左冠状动脉窦瘤破裂发生率较低,超声表现不如右冠状动脉窦瘤破裂典型,需要注意鉴别诊断。主动脉窦瘤破裂病情进展迅速,临床症状明显,一旦明确诊断应尽快手术治疗。

六、主动脉口狭窄

先天性主动脉口狭窄(AS)是指从左心室流出道至升主动脉之间任何部位出现的梗阻,占先天性心脏病的 3%~6%。先天性主动脉瓣狭窄是其中最常见的畸形。

(一)病理与临床

根据梗阻部位的不同,病理上可分为主动脉瓣狭窄、主动脉瓣下狭窄和主动脉瓣上狭窄。主动脉瓣狭窄多为二叶瓣畸形,其次为三叶瓣、单瓣、四叶瓣,瓣膜增厚、瓣口狭窄;主动脉瓣下狭窄多为主动脉瓣下室间隔突向左心室流出道的膜性狭窄或肌性狭窄;主动脉瓣上狭窄位于主动脉峡部(即主动脉窦与升主动脉结合部)。

该畸形的基本血流动力学变化是收缩期左心室和主动脉之间存在压差,导致左心室排血受阻,临床上可出现心、脑血管供血不足表现。体征在胸骨左缘 2、3 肋间隙闻及收缩期喷射性杂音,粗糙,向颈部传导,常伴震颤。

(二)超声表现

1.主动脉瓣狭窄

(1)二维超声:显示瓣膜回声增厚、增强,瓣叶开放受限,向主动脉腔膨出;瓣叶数异常,多为二叶瓣畸形;经食管超声有助于确诊瓣叶数,可合并瓣膜关闭不全;室间隔和左心室后壁对称性肥厚,成人患者其厚度>11mm。

(2)多普勒超声:在主动脉瓣口及升主动脉内,CDFI呈五彩镶嵌状,频谱多普勒记录到收缩期高速射流信号。当合并主动脉瓣关闭不全时,左心室流出道记录到舒张期湍流信号。

2.主动脉瓣下狭窄

(1)二维超声:膜型狭窄,在主动脉瓣下1cm左右处有隔膜样回声,呈圆顶状,突向左心室流出道,一端与室间隔相连,另一端游离或附着在主动脉根部;肌型狭窄,主动脉瓣下的左心室流出道前缘有弓状向心突起的增厚回声;左心室壁弥散性对称性肥厚。

(2)多普勒超声:左心室流出道狭窄部及远侧CDFI呈五彩镶嵌状,频谱多普勒超声呈收缩期湍流频谱,流速达200cm/s以上。

3.主动脉瓣上狭窄

(1)二维超声:在主动脉瓣上有两条孤立的线状回声,分别自主动脉前后壁向管腔突起;升主动脉起始部局部管壁增厚,向腔内突出;升主动脉细小;左心室壁对称性肥厚。

(2)多普勒超声:狭窄部及远端CDFI呈五彩镶嵌状,频谱多普勒呈收缩期射流。

(三)鉴别诊断

主动脉口狭窄可引起左心室壁显著肥厚,需要注意与肥厚型心肌病鉴别;主动脉瓣下狭窄常合并存在室间隔缺损,检查时需要注意室间隔右心室面是否存在分流信号有助于鉴别。经胸超声对主动脉瓣叶数目的判断有时存在困难,经食管超声可以清晰地显示主动脉瓣叶数目及开口情况,有助于诊断。

(四)临床价值

超声可以对主动脉口不同部位的狭窄做出准确诊断,流速越高、压差越大表示狭窄程度越重。

七、先天性主动脉弓异常

先天性主动脉弓异常主要是主动脉缩窄与主动脉弓离断。先天性主动脉缩窄约95%以上发生在胸降主动脉的起始部(也称主动脉峡部)。少数病例发生在左颈总动脉与左锁骨下动脉之间,或左锁骨下动脉开口处。主动脉缩窄占先天性心脏病的1.6%~8%,常伴有其他心血管畸形或作为复杂畸形的一部分,亦可单独存在。

主动脉弓离断(IAA)是指升主动脉或主动脉弓与降主动脉之间连续中断的一种先天性心血管畸形。发病率占先天性心脏病的1%~4%。该畸形临床不易诊断,大部分IAA患儿死于新生儿期,存活患者几乎均合并有动脉导管未闭、室间隔缺损。

(一)主动脉缩窄

1.病理与临床

通常根据是否合并动脉导管未闭将主动脉缩窄分为以下两型:①单纯型,相当于导管后型,本型临床最常见,约占90%,多见于成年人。缩窄位于动脉导管或导管韧带之后,狭窄范围较局限,程度多较轻,侧支循环通常较丰富,文献认为较少合并心内其他畸形。②复杂型,相当于导管前型,约占10%,多见于婴儿期,缩窄位于发出动脉导管之前的主动脉,多呈管状发育不良,病变范围较广泛,可累及左锁骨下动脉,侧支循环不充分,常合并粗大的未闭动脉导管,也常合并二叶式主动脉瓣、室间隔缺损等其他心血管畸形。

复杂型主动脉缩窄由于右心室到肺动脉的未氧合血液通过未闭的动脉导管进入降主动脉后供应身体下半部分,因此,上、下肢血压相差不显著,但下半身有发绀,并可引起右心室肥大、早期出现肺动脉高压及心力衰竭。单纯型主动脉缩窄位于导管韧带之后,下半身的血流通过锁骨下动脉和胸主动脉间的侧支循环供应,故上、下肢血压有明显差异,临床上上肢高血压、下肢低血压或股动脉搏动减弱、消失是本病的重要体征。听诊在胸骨左缘2、3肋间可闻及收缩期杂音。

2.超声表现

(1)二维超声

①直接征象:胸骨上窝主动脉弓长轴降主动脉起始部内径局限性缩小,该处管壁增厚,回声增强。有的缩窄部位较长,部分患者可呈隔膜样狭窄。缩窄段远心侧的降主动脉内径多有扩张。若合并动脉导管未闭,在胸骨旁大动脉短轴和胸骨上窝通过调整声束方向可显示动脉导管直接与扩张的降主动脉相连。

②间接征象:升主动脉常增宽,室间隔、左心室壁可增厚。

(2)多普勒超声

①CDFI:缩窄部位血流束明显变细,色彩明亮,呈五彩镶嵌状。狭窄远端血流呈扩散状。若合并存在动脉导管未闭,未闭导管处CDFI多为层流双向分流。

②频谱多普勒在狭窄部记录到收缩期高速射流频谱,速度>2m/s,频谱峰值后移。通过测量狭窄部位的峰值血流速度和压差,有助于评价狭窄程度。腹主动脉内血流速度多减低,频谱形态异常,表现为正常腹主动脉的三相波消失,变为单相低阻的血流频谱,类似肾动脉的血流频谱。

3.鉴别诊断

需与主动脉弓离断鉴别,详见主动脉弓离断。

4.临床价值

超声心动图可作为术前检查主动脉缩窄位置及程度、术后评价治疗效果的首选方法。明确主动脉狭窄部位、内径和长度有助于临床手术方式选择。术后复查主要是注意有无术后再狭窄的发生、动脉瘤的形成及锁骨下动脉窃血综合征的发生。

(二)主动脉弓离断

1.病理与临床

根据离断的部位不同分为A、B、C三种类型:①A型:离断位于左锁骨下动脉开口远端,降主动脉与未闭动脉导管相连,常伴有室间隔缺损和严重的肺动脉高压,此型最常见,占40%～

70％。②B型:离断位于左颈总动脉与左锁骨下动脉之间,占30％～55％。③C型:离断的部位位于右头臂动脉与左颈总动脉之间,很少见,占1％～5％。

多数患者在出生后1年内死亡,成活患者多伴有较丰富的侧支循环或合并粗大的动脉导管未闭、室间隔缺损。临床表现可有发绀、收缩期杂音,但非特异性。

主动脉弓离断导致双心室负荷增加,左、右心室不同程度的扩大。肺动脉常呈瘤样扩张,伴有不同程度肺动脉高压。

2.超声表现

(1)二维超声

①胸骨上窝切面主动脉弓降部显示困难或弓部曲线较直、较长,主动脉弓以下为盲端,无降主动脉连接,盲端处为纤维组织强回声。或主动脉弓与降主动脉同时显示,但平面关系错位且不连续。

②分型:A型,显示与升主动脉相连接的有无名动脉、左颈总动脉、左锁骨下动脉三支大动脉;B型,左锁骨下动脉不起始于升主动脉,而起始于降主动脉;C型,升主动脉正常的上升弧度消失,几乎直接垂直向上延伸,并发出右头臂动脉。

③合并存在动脉导管未闭和室间隔缺损。动脉导管较粗,室缺多为干下型。

(2)多普勒超声:升主动脉与降主动脉间无血流通过,由于动脉导管较粗,导管处可以表现双向或右向左蓝色层流信号,或轻度五彩镶嵌紊乱血流信号。

3.鉴别诊断

本病患者由于心底部大血管的位置和走向多有改变,对诊断经验不足者,需注意与主动脉缩窄鉴别。鉴别要点:①主动脉缩窄患者,二维超声检查主动脉弓及分支显示完整,主动脉弓与降主动脉较容易同时显示,其间由狭窄段相连接,降主动脉有狭窄后扩张。而主动脉弓离断患者,主动脉弓与降主动脉之间呈盲端,两者不容易在同一平面显示,降主动脉无扩张。②主动脉缩窄患者,CDFI检查主动脉弓与降主动脉血流连续,在缩窄部位和缩窄远心端呈明显五彩镶嵌表现,频谱多普勒呈高速收缩期射流信号。而主动脉弓离断患者在盲端处无血流信号显示,降主动脉血流来自动脉导管。

4.临床价值

随着超声心动图检查的普及和心脏超声医生对该病的认识提高,超声心动图已成为诊断该病的一种简便、易行、较为准确的无创检查方法。对手术治疗后的患者,超声心动图有助于评价主动脉弓与降主动脉的血流通畅情况,了解吻合血管或移植血管的功能以及合并畸形的修复情况。

八、主动脉-肺动脉间隔缺损

主动脉-肺动脉间隔缺损(APSD),又称为主-肺动脉窗、主-肺动脉瘘或部分性共同动脉干。其特征为升主动脉与主肺动脉直接交通。主-肺动脉间隔缺损是罕见的先天性心脏血管畸形,发生率占先天性心脏病的0.15％～0.6％。

（一）病理与临床

该畸形是由于胚胎期动脉干发育过程中主动脉和主肺动脉之间分隔出现障碍，造成部分间隔发育融合异常所致。

病理解剖一般分为 3 型：① Ⅰ 型（近端型），最多见，缺损位于主动脉与肺动脉近端，紧邻半月瓣上方；② Ⅱ 型（远端型），缺损位于升主动脉远端的左后壁与右肺动脉起始部之间；③ Ⅲ 型（完全缺损型），主动脉与肺动脉之间的整个间隔几乎完全缺如，缺损多累及肺动脉分叉处。

由于缺损位于主动脉和肺动脉之间，其病理生理学及血流动力学改变与窗型动脉导管未闭极为相似，但 APSD 的血液是从升主动脉经过缺损到肺动脉干所形成左向右分流。由于分流量大，易形成阻力性肺动脉高压。

APSD 的临床表现、症状和体征不典型，易与其他具有心前区双期杂音的先心病相混淆，加之其病理生理改变与动脉导管未闭基本相似，临床特别容易误诊为动脉导管未闭，但患者临床症状出现时间早，症状较重。

（二）超声表现

1.二维超声

（1）直接征象：胸骨左缘双动脉长轴及高位升主动脉长轴切面，探及升主动脉与主肺动脉之间的间隔回声脱失，其缺损大小通常超过 1.0cm。回声脱失范围、部位与分型有关。

（2）分型：Ⅰ 型，大血管短轴切面显示主动脉左壁与肺动脉主干近端相通；Ⅱ 型，缺损在升主动脉的远端；Ⅲ 型，主动脉与肺动脉之间的整个间隔几乎完全缺如。

（3）间接征象：左心室扩大、室间隔与左心室后壁运动幅度增大。缺损大者左心室可增大至 60mm 以上，左心房增大，主动脉与肺动脉增宽。合并肺动脉高压者，右心室增大、室壁增厚。

2.多普勒超声

缺损处 CDFI 呈五彩镶嵌血流信号，并延及主动脉和肺动脉内。当缺损过大时，由于湍流程度轻，可能不出现五彩镶嵌征象。缺损很大时，分流虽然呈连续性，但分流速度相对低，也可呈层流。

3.右心声学造影

注射造影剂后，缺损处肺动脉侧出现负性显影可确诊存在主动脉至肺动脉的左向右分流。当主动脉内有造影剂微泡出现，则表明存在肺动脉高压。

（三）鉴别诊断

1.窗型动脉导管未闭（PDA）

存在 APSD 时，胸骨旁大动脉短轴及长轴切面显示升主动脉与主肺动脉较之 PDA 增宽更显著，且右肺动脉内径比左肺动脉内径宽，血流速度也增快。此外两者缺损的部位也明显不同，APSD 位于升主动脉与主肺动脉之间，而 PDA 位于降主动脉与主肺动脉远端分叉处。胸骨上窝主动脉弓长轴切面是鉴别两者的重要切面，在该切面 APSD 缺损位于肺动脉短轴的右侧,而窗型 PDA 位于肺动脉短轴的左侧。

2.共同动脉干

Ⅲ型主-肺动脉间隔缺损应注意与共同动脉干鉴别,共同动脉干仅有一组半月瓣,无右心室流出道显示;而 APSD 有明确的主动脉瓣和肺动脉瓣,有右心室流出道,鉴别较容易。

(四)临床价值

临床几乎不能准确诊断该畸形,超声心动图对本病的无创确诊具有重要的作用。本病多数患者分流量大,肺动脉高压出现早,因此一经诊断宜及早手术治疗。

九、冠状动脉瘘

先天性冠状动脉瘘(CAF)是指左右冠状动脉的主干或分支与任何一个心腔或近心腔大血管之间存在的先天性异常通道。冠状动脉瘘占先天性心脏病的 0.26%~0.4%,男性多于女性。

(一)病理与临床

先天性冠状动脉瘘(CAF)一般认为与胚胎发育期心肌窦状间隙未退化有关。根据瘘入腔室的不同,冠状动脉瘘可分类如下:①冠状动脉引流入右心系统,占多数,约 60%。多数引流入右心室,其次为右心房、肺动脉、冠状静脉窦、上腔静脉。②冠状动脉引流入左心系统,约占 40%。多数引流入左心室,其次为左心房。冠状动脉瘘以单发畸形多见,少数合并其他心血管畸形。

冠状动脉瘘的血流动力学改变取决于瘘入的部位和瘘口的大小,引流心腔的压力越低,瘘口的直径越大,分流量越多。引流入右心系统和左房的冠状动脉瘘呈连续性分流。引流入左心室的冠状动脉瘘,由于左心室收缩压与主动脉压一致,收缩期无分流,分流仅发生在舒张期,血流动力学改变与主动脉瓣关闭不全相似。

主要体征是在胸骨左、右缘 2~5 肋间有表浅的连续性杂音(引流入右心系统)或舒张期杂音(引流入左心室),可伴震颤。一旦确诊,多主张早期治疗,且预后极佳。

(二)超声表现

1.二维超声

(1)冠状动脉主干和(或)分支扩张,病变的冠状动脉几乎均存在左或右冠状动脉起始部就开始扩张,直径>0.6cm,多数>0.8cm,严重扩张时直径可达 2.0cm 以上。

(2)部分病例可追踪观察到迂曲增宽的冠状动脉引流腔室的瘘口。二维超声能否显示瘘口,主要与瘘入腔室和瘘口大小有关,左心室瘘瘘口多位于左心室后壁基底部,瘘入右心系统的瘘口位置较复杂,二维超声直接确定瘘口位置较困难。

(3)间接征象主要有主动脉根部增宽,左心房、左心室有不同程度扩大。

2.多普勒超声

(1)在扩张冠状动脉的起始处血流速度不高,CDFI 较少出现五彩镶嵌表现。瘘管内常呈五彩镶嵌湍流表现,用 CDFI 追踪瘘管,可提高瘘入腔室和瘘口位置的显示率。

(2)右心系统瘘口和左心房瘘口频谱多普勒呈连续性湍流信号,流速>2m/s,左心室瘘口呈舒张期湍流信号,收缩期无分流。其分流特征的差异与主动脉和瘘入腔室的压力阶差有关。

3.经食管超声(TEE)

TEE不仅能清晰地显示冠状动脉近端的扩张情况,由于多平面TEE可调节超声扫查的角度,可能较经胸超声检查能更清晰地追踪扩张冠状动脉的走行和引流部位。

4.超声在冠状动脉瘘封堵治疗中的应用

超声检查时应注意从受累冠状动脉开口至瘘入心腔的血管的全程观察,注意瘤样扩张的血管段有无血栓形成,尤其要注意血管是否存在狭窄段及狭窄程度,以及瘘口直径,以保证心导管顺利将封堵器送达瘘口处。

5.冠状动脉瘘术后超声表现

冠状动脉瘘闭合或封堵治疗后,增大的心腔可缩小或恢复正常,但扩张的冠状动脉内径仍明显扩张,极少数的病例在扩张的冠状动脉瘘口盲端可有血栓形成。治疗成功的病例,瘘口处的分流消失。

(三)鉴别诊断

1.先天性冠状动脉瘤

先天性冠状动脉瘤表现为冠状动脉的一段或多段呈瘤样扩张,但与心脏各房室和大血管无交通。彩色多普勒检查在心腔内无异常血流信号,心脏各腔室一般无扩大。

2.川崎病

本病可引起冠状动脉主干扩张或瘤样改变,结合病史,一般较容易鉴别。

3.左冠状动脉起源于肺动脉

①右冠状动脉主干代偿性增宽,直径一般在1cm内。②主动脉根部短轴切面反复检查不能探及左冠状动脉开口。③CDFI检测到肺动脉根部的左后侧细小的血流束进入肺动脉,即为起源于肺动脉的左冠状动脉。

(四)临床价值

对典型冠状动脉瘘,超声心动图检查较容易诊断,并基本可以取代冠状动脉造影。若冠状动脉瘘细小,可能漏诊。多发瘘病例,若瘘口相距较近,检查不全面也可能会误诊为单个瘘口。详细的超声检查对临床选择治疗方式有参考价值。

第二节 心脏瓣膜病

一、二尖瓣狭窄

(一)临床与病理

二尖瓣狭窄主要病因为风湿性损害所致的二尖瓣瓣膜病变。正常二尖瓣开口面积为4~

$6cm^2$，由于反复的风湿性瓣膜炎症改变，瓣叶交界处粘连、融合，瓣叶增厚、畸形，瓣膜开放面积缩小而形成狭窄，其病变亦可累及腱索及乳头肌。因二尖瓣狭窄，舒张期左心房血液排出受阻，左心房压力增高，左心房扩大，肺静脉回流障碍而致肺淤血，可发展成肺动脉高压、右心衰竭。由于左心房血流淤滞，易导致左心房血栓形成。本病好发于女性，狭窄面积超过正常 1/2时，通常无明显临床症状，狭窄程度加重时（瓣口面积＜$1.5cm^2$）可出现明显症状，表现为劳力性或夜间阵发性呼吸困难，端坐呼吸。常出现咳嗽，肺淤血时可咯血。左心房血栓脱落时，可出现相应血栓栓塞症状。患者双颊暗红，即二尖瓣面容。心尖区可闻及舒张中晚期杂音，若闻及开瓣音，则提示以单纯的狭窄为主。亦可有房颤表现。

二尖瓣退行性病变主要表现为瓣环钙化，常见于患有高血压、动脉粥样硬化的老年患者，通常不影响血流动力学或引起瓣膜关闭不全，仅少数情况下瓣叶增厚、钙化时引起瓣叶狭窄，瓣叶增厚或钙化以瓣叶根部明显，这与风湿性病变主要累及瓣尖不同。

（二）超声表现

1. M 型及二维超声心动图

（1）二尖瓣狭窄时，M 型超声心动图上主要表现为前后叶开放幅度降低，后叶与前叶同向运动及 EF 斜率减慢，前叶 EA 两峰间的 F 点凹陷消失，呈平台状曲线，即城墙样改变。

（2）左心长轴切面观二尖瓣瓣叶增厚，回声增强，瓣口狭窄而致开放受限，在瓣体增厚或瘢痕化、钙化不严重，瓣体尚柔软时，前叶可出现舒张期气球样变，短轴观二尖瓣舒张期瓣口面积缩小，呈鱼口样改变。病变严重者常致瓣下结构的腱索及乳头肌明显增厚、钙化，此时瓣叶活动僵硬。

（3）心脏形态结构的改变，表现为左心房扩大，单纯二尖瓣狭窄左心室大小可在正常范围内或因充盈不足而偏小。病变发展至晚期时，因肺淤血、肺循环阻力增高，可出现不同程度的肺静脉扩张及右心室扩大。房颤时表现为双心房增大，此时也易形成血栓，常附着于左心耳或左心房后侧壁，少数附着于房间隔上，表现为附着在上述部位的形态多样的稍强或低回声团。

2. 彩色及频谱多普勒超声

彩色多普勒显示舒张期二尖瓣口左心室侧窄带涡流血流信号。如合并二尖瓣关闭不全，收缩期左房侧可出现异常反流血流束。频谱多普勒有典型的全舒张期和位于基线以上、方向朝上的、双峰实填的宽带频谱，峰值流速测值较正常增快。多普勒定量评估有二尖瓣口面积减小，二尖瓣口跨瓣压差明显增大的表现。二尖瓣狭窄左心房压增高，导致肺静脉高压继而出现肺动脉高压，多普勒超声经三尖瓣反流频谱可测定肺动脉压。

3. 二尖瓣狭窄程度定量

（1）二尖瓣跨瓣压差：依据改良 Bernoulli 方程 $\Delta P = 4V^2$ 可测得二尖瓣口跨瓣压差，常用峰值、舒张末期及平均跨瓣压差表示（平均跨瓣压差的测量是指瞬时跨瓣压差时间积分后的平均，而不是用平均速度来计算跨瓣压差）。跨瓣压差受跨瓣血流量、心率、心排出量及瓣口反流等多因素的影响。

（2）瓣口面积

①二维超声直接测量瓣口面积：无论经食管超声还是经胸壁超声，在二尖瓣水平心室短轴切面直接勾画测得的瓣口面积代表瓣口解剖面积。测量时注意选择精确的、真正横切二尖瓣口的切面；增益条件宜小不宜大、时相应严格控制在舒张早期二尖瓣最大限度开放时；勿将大的回声失落亦勾画在瓣口轮廓内。

②压差减半时间法：利用经验公式 MVA＝220/PHT 可以测量自然瓣二尖瓣狭窄瓣口的面积，不能用于计算人工瓣的瓣口面积。应用连续多普勒获取二尖瓣血流频谱，PHT 为峰值压差降至其 1/2 压差时所需的时间，沿频谱下降斜坡描绘后，超声仪可自动计算出 PHT 和 MVA。除瓣膜狭窄程度外，某些因素也可影响 PHT，如主动脉瓣反流、左心房顺应性、左心室舒张功能等，PHT 法多用于单纯二尖瓣狭窄。

③连续方程法：一般连续方程法所测量的均为有效面积而非解剖面积，故测量值比心导管所测值低，但相关性良好。对二尖瓣狭窄，此法可以估计其面积：

$$MVA = AOA \times TVI_{AO} / TVI_{MV}$$

式中：MVA 为二尖瓣口面积（cm^2），AOA 为主动脉瓣口面积（cm^2），TVI_{AO} 为主动脉瓣口血流时间速度积分（cm），TVI_{MV} 为二尖瓣口血流时间速度积分（cm）。但此法不适于合并有二尖瓣反流或主动脉瓣反流的患者。

④彩色多普勒近端血流汇聚（PISA）法：应用血流汇聚法评价二尖瓣狭窄严重程度，不受二维超声直接瓣口面积测量法和多普勒压力减半时间法许多影响因素的限制（如瓣口形状、增厚度、钙化度、合并反流、操作手法、仪器条件等），经胸超声检查时可在心尖左心长轴切面、两腔切面或四腔切面上进行，经食管超声心动图检查时，由于左心房内血流汇聚区显示范围大而清晰，尤其适宜应用该法进行定量研究。计算方法为：

$$MVA = Q/V$$
$$Q = 2 \times \pi \times R2 \times AV \times \alpha / 180$$

式中：MVA 为二尖瓣口面积（cm^2），Q 为经过二尖瓣口的最大瞬时流量（mL/s），V 为经过二尖瓣口的最大流速（cm/s），R 为心动周期中最大血流汇聚区红蓝交错界面至二尖瓣口（两瓣尖连线）的距离，AV 为 Nyquist 速度（cm/s），α 为二尖瓣前后叶瓣尖的夹角。

此法可用于存在明显二尖瓣反流时。但其技术要求较高且测量较烦琐，如汇聚界面和瓣叶夹角测量不准将影响其准确性。

一般根据二尖瓣开口面积进行狭窄程度评估，上述方法中首选推荐直接描绘法和压差减半时间法，至于二尖瓣跨瓣压差可作为评估参考，其半定量评估，见表 7-2-1。

表 7-2-1　二尖瓣狭窄程度分级

狭窄程度	ΔP(mmHg)*	MVA(cm^2)
轻度狭窄	＜5	＞1.5
中度狭窄	5～10	1.0～1.5

狭窄程度	ΔP(mmHg) *	MVA(cm²)
重度狭窄	>10	<1.0

4.三维超声心动图

三维超声心动图实时显像可实时、动态、方便地观察到二尖瓣的立体形态结构,全容积显像可自由切割,旋转,从左心房侧或左心室侧观察二尖瓣的短轴立体剖面图。二尖瓣狭窄时瓣膜增厚、钙化,前后叶联合部粘连,开放受限,瓣口面积变小,瓣口的几何形状不规则。对二尖瓣狭窄的跨瓣血流亦可进行三维重建,可客观揭示该异常血流的立体轮廓、截面、分布与动态改变。

5.经食管超声心动图

二尖瓣的位置在四个心脏瓣膜中最靠后,经食管超声检查时因探头位于食管内,紧邻心脏深层结构,所以在显示左心房、左心耳、房间隔和整个二尖瓣装置(包括瓣环、瓣叶、腱索和乳头肌)时比经胸壁超声心动图更为优越。经食管超声能很好地评价二尖瓣瓣叶的活动情况、增厚程度、瓣体或结合部的钙化范围以及瓣下结构的累及情况。此外,与经胸壁超声相比,经食管超声心动图是检出左心房云雾影、左心房尤其左心耳血栓的可靠、必要的检查手段。

(三)鉴别诊断

对于左心室容量负荷增大的疾病,由于流经二尖瓣口的血流量增多,多普勒超声显像表现为色彩明亮、流速加快的血流束,但血流束较二尖瓣狭窄者明显增宽,且为层流。在扩张型心肌病及冠心病等患者中,左心室功能减退,因而二尖瓣开口幅度减小,但血流速度明显减慢,离散度小,仍具层流的特点。配合二维图像的观察均可以进行鉴别。

(四)临床价值

超声心动图对二尖瓣狭窄的诊断有很高的特异性。可用于:①明确二尖瓣狭窄的诊断;②二尖瓣狭窄程度定量评估;③确定心脏结构功能的改变及有无并发症;④瓣膜形态学评估;⑤术中监测,术后疗效评价及随访。

二、二尖瓣关闭不全

(一)临床与病理

二尖瓣关闭不全为各种原因所致二尖瓣装置解剖结构或功能的异常,造成收缩期血流迅速或缓慢地反流入左心房。二尖瓣关闭不全的病理生理和临床表现取决于反流量、左心室功能状态和左心房顺应性。多数慢性轻中度二尖瓣关闭不全患者可保持长期无症状。由于左心房容量增加,压力升高,久之导致左心室容量负荷过重,左心室失代偿,功能减退,心排血量降低等症状,最终引起左心衰竭。导致二尖瓣关闭不全的病因繁多,其中风湿性瓣膜病变最常见,其他常见病因有二尖瓣脱垂、腱索断裂、乳头肌功能不全或断裂、二尖瓣赘生物或穿孔、二尖瓣退行性病变。

（二）超声表现

1.二维及多普勒超声

（1）二维图像特征取决于病因的不同，表现为相应的二尖瓣、腱索或乳头肌的器质性病变，或二尖瓣环扩大引起的收缩期瓣叶对合不良，有的存在明显缝隙。风湿性病变者见瓣膜增厚，回声增强。腱索断裂瓣叶可出现连枷样运动，可导致重度关闭不全，出现大量反流。二尖瓣脱垂者两叶不能闭合，收缩期瓣叶脱向左房侧，出现不同程度的反流。感染性心内膜炎者可检出附着在瓣膜上的赘生物。

（2）彩色多普勒显示收缩期二尖瓣口左心房侧出现蓝色为主的五彩镶嵌血流束。反流束是二尖瓣关闭不全的特征性表现，是诊断二尖瓣反流最直接根据。二尖瓣前叶病变为主者，反流束为朝向左心房后壁的偏心血流；两叶对合不良者，反流束朝向左心房中央；而后叶病变为主者，反流束偏向左心房前侧。

（3）频谱多普勒见收缩期二尖瓣口左心房侧出现高速度，宽频带湍流。

（4）左心房大，左心室大；晚期患者右心房右心室也可扩大，在乳头肌功能不全等缺血性心肌病中，可见相关室壁的局部运动异常。

（5）晚期患者左心功能有不同程度的减低。

2.二尖瓣关闭不全的定量评估

（1）根据彩色反流束半定量估计反流程度：临床常用反流束长度分级法，即反流束局限在二尖瓣环附近为轻度，达左心房中部为中度，达左心房顶部为重度。依据彩色多普勒血流成像勾画的最大反流束面积进行分级标准为：反流束面积小于 $4cm^2$ 为轻度，介于 $4\sim10cm^2$ 为中度，大于 $10cm^2$ 为重度，或根据反流束面积与左心房面积的比值进行分级，比值小于 20% 为轻度，20%～40% 为中度，大于等于 40% 为重度。尽管根据反流束大小半定量估计反流程度尚存在很多局限性，但因其简单、直观、重复性好，测量误差小，仍得到临床广泛应用，尤其适用于同一患者的对照。

（2）反流分数的测定：根据连续方程的原理，在无二尖瓣反流的患者中，主动脉瓣口血流量应等于二尖瓣血流量，而在单纯二尖瓣反流的患者中，主动脉瓣口血流量加上二尖瓣反流量才是全部左心室心搏量，亦即收缩期二尖瓣反流量应为舒张期二尖瓣前向血流量（代表总的每搏排出量）与收缩期主动脉瓣前向射血量（代表有效的每搏排出量）的差值，各瓣口血流量计算为多普勒速度时间积分乘以该瓣口的面积。反流分数用公式表示为：

$$RF=(MVF-AVF)/MVF=1-AVF/MVF$$

式中：RF 为反流分数，MVF 为二尖瓣口舒张期血流量，AVF 为主动脉瓣口收缩期血流量。这一评估反流程度的方法已得到临床与实验室广泛验证，有较高的准确性。轻度反流者 RF<30%，中度反流者 RF 30%～49%，重度反流者 RF≥50%。

（3）PISA 法测定反流量：二尖瓣关闭不全时，大量左心室血通过狭小的反流口反流入心房中，在反流口的左心室侧形成血流汇聚区，根据此血流汇聚区的大小可定量计算二尖瓣反

流量,其计算公式为:

$$Q = 2 \times \pi \times R2 \times AV \times VTI/V$$

式中:Q 为反流量(mL),R 为血流汇聚区半径(cm),AV 为 Nyquist 速度(cm/s),VTI 为二尖瓣反流频谱的速度时间积分(cm),V 为二尖瓣反流峰值流速(cm/s)。

(4)关于生理性反流:一般认为反流信号微弱,范围局限,反流束长度<1.5cm,反流面积<1.5cm²,反流速度<1.5m/s,所占面积与左心房面积之比<3.5%,占时短暂≤0.1 秒,起始于收缩早期,一般不超过收缩中期,或占时不超过收缩期的 60%,同时无瓣膜形态活动异常或心腔大小改变者为生理性反流。有学者提出全定量评估时以每搏反流量≤5mL 属生理性反流。

二尖瓣反流程度的评估应采用多个参数综合判断,而不是依赖于单一指征,二尖瓣反流严重程度各参数的半定量评估总结,见表 7-2-2。如重度二尖瓣反流的评估指征包括:伴随重度二尖瓣形态学破坏,如腱索或乳头肌断裂;瓣膜对合时出现明显缝隙;反流束进入左心房上部,甚至折返回其起始处附近;肺静脉血流频谱出现收缩期负向倒流波;二尖瓣反流束起点处宽度≥0.7cm,反流束面积/左心房面积>40%(中心性反流),反流量≥60mL,反流分数≥50%。

表 7-2-2 二尖瓣反流程度评估

参数	轻度反流	中度反流	重度反流
左心大小	正常	正常或增大	增大
二尖瓣形态	正常或异常	正常或异常	异常/连枷瓣/乳头肌断裂
反流束长度	局限在二尖瓣环附近	达左心房中部	达左心房顶部
反流束起点处宽度(cm)	<0.3	0.3~0.69	≥0.7
反流束面积	小,中心性(通常<4cm²或左心房面积的 20%)	不定(4~10cm²或左心房面积的 20%~40%)	大的中心性反流(通常>10cm²或左心房面积的 40%)或左心房内偏心性贴壁涡流
肺静脉血流	收缩期为主	收缩期回流减少	收缩期逆流
反流束容积(mL)	<30	30~59	≥60
反流分数(%)	<30	30~49	≥50

3.三维超声心动图

三维超声心动图使二尖瓣病变的形态更为直观,病变的定位及范围判定更为准确,可以从心房向心室角度,或从心室向心房的角度直观地显示整个二尖瓣口及瓣叶的形态、大小、整个对合缘的对合和开放状态,而这些是二维超声所无法显示的。

4.经食管超声心动图

经食管超声心动图检查为经胸壁检查方法的重要补充。因探头距二尖瓣口距离缩短,探头频率较高,分辨力良好,有利于识别引起反流的各种解剖结构异常,对病变的形态与性质诊断准确率更高。由于经食管探查不妨碍手术视野,故在二尖瓣关闭不全的外科治疗中可实时监测术中变化是其优势。

（三）鉴别诊断

二尖瓣反流的定性诊断并不困难。罕见碰到需要与之鉴别的病变。极少数情况下,需要与位于二尖瓣口附近的主动脉窦瘤破入左心房及冠状动脉左房瘘鉴别。这两种病变的特点是异常血流为双期或以舒张期为主,加之相应的主动脉窦和冠状动脉结构形态异常不难鉴别。

（四）临床价值

超声心动图是无创性明确诊断二尖瓣关闭不全的最佳手段和首选方法。可用于:①迅速、敏感地确定二尖瓣反流;②判断二尖瓣关闭不全的严重程度;③鉴别二尖瓣关闭不全的病因,这有助于临床判断是否采用整形术或换瓣术;④确定心脏结构功能的改变;⑤术中监测,术后疗效评价及随访。

三、二尖瓣脱垂

（一）临床与病理

二尖瓣脱垂是各种原因引起的二尖瓣某一个或两个瓣叶在收缩中、晚期或全收缩期部分或全部脱向左心房,超过二尖瓣瓣环水平。多数伴有二尖瓣关闭不全,少数没有明显反流。各种病因使二尖瓣瓣叶、瓣环、腱索及乳头肌异常导致的脱垂占 60%,如风湿病变,感染性心内膜炎,心肌梗死等;无明显病因者占 30%。原发性二尖瓣脱垂主要是二尖瓣叶、腱索或瓣环等发生黏液样变性,导致瓣叶增厚或冗长、腱索过长或断裂,瓣环扩张等引起的脱垂。继发性脱垂原因常为瓣环与室壁之间大小比例失调、二尖瓣环扩张或发生继发损害、腱索断裂或乳头肌功能失调等所致。二尖瓣脱垂多单独发生,但也可同时累及其他瓣膜,形成多个瓣膜脱垂。并发三尖瓣脱垂的患者约 40%,并发主动脉瓣脱垂的患者约 10%,并发肺动脉瓣脱垂的患者约有 2%。二尖瓣脱垂患者较易合并继发性房间隔缺损、房室通道缺损及心律失常等其他心血管方面的异常。二尖瓣脱垂的血流动力学改变类同于二尖瓣关闭不全。患者可长期无症状,最常见的症状为心悸、胸痛、气急。心前区听诊闻及收缩中晚期喀喇音是其特点。

（二）超声表现

1.M 型及二维超声心动图

(1)二尖瓣 M 型曲线显示收缩中、晚期,或全收缩期 CD 段呈吊床样改变,与 CD 二点间的连线距离>2mm。由腱索断裂引起的二尖瓣脱垂,瓣叶活动度增加,瓣叶曲线明显向下运动,伴有明显的瓣叶、腱索的扑动。二尖瓣脱垂 M 型超声心动图表现与探头的方向有很大关系,如操作方法不当很容易出现假阳性或假阴性。通常应结合二维和多普勒超声确定是否有脱垂,不宜单纯根据 M 型超声表现诊断二尖瓣脱垂。

(2)诊断二尖瓣脱垂的基本标准是收缩期二尖瓣叶超过瓣环连线水平,位于左心房侧。其超声诊断标准被定义为收缩期二尖瓣一个和(或)二个瓣叶脱向左心房侧,超过瓣环连线水平

2mm,伴或不伴有瓣叶增厚。其中,瓣叶厚度≥5mm 者称为"典型"二尖瓣脱垂;瓣叶厚度<5mm 者称为"非典型"二尖瓣脱垂。

(3)左心长轴切面(瓣环高点平面)为诊断二尖瓣脱垂的标准切面。大多数情况下,特别是前叶脱垂,该切面表示脱垂时瓣膜移位的最大程度超过马鞍形二尖瓣环的高点。但单纯后叶脱垂仅累及瓣叶内侧部分或外侧扇贝形部分时,则仅在心尖二腔或心尖四腔图上可见,在胸骨旁左心长轴观上不能探及,这种局限性后叶脱垂很少见,一般不发生功能异常,但当合并二尖瓣反流时,多可在胸骨旁长轴观上观察到,表明受累范围很大。从短轴切面观,正常二尖瓣口收缩期闭合成线,舒张期开放呈圆形或椭圆形,而脱垂的瓣叶表现为在收缩期局部呈圆隆的钢盔样,为多余的瓣叶褶皱所致。

(4)心脏腔室大小的改变与二尖瓣关闭不全相同,当心脏收缩时,血流自左心室反流至左心房,左心房增大,左心室也因容量负荷过重而加大。在继发于心脏的其他病变时,二维超声心动图可见相应的超声表现,如由腱索断裂引起的二尖瓣脱垂,可导致连枷样二尖瓣,瓣叶活动度明显增加。

2.彩色多普勒及频谱多普勒超声

二尖瓣脱垂伴二尖瓣反流的患者,彩色多普勒超声显示收缩期二尖瓣口左心房侧出现蓝色为主的反流束;彩色反流束的形态与走向有助于判别脱垂的部位。前叶脱垂或以前叶为主的双瓣叶脱垂,反流束起自瓣口,沿后叶瓣体及左心房后壁行走,反流程度重时,可见反流束沿左心房顶部折返行走;后叶脱垂或以后叶为主的双瓣叶脱垂时,反流则沿前叶瓣体及左心房顶部行走,反流程度重时亦可折返。以上两种反流均为偏心性反流,需注意依据切面上显示的彩色血流束范围来评估其反流程度,往往低估。双叶对称性脱垂时,反流束的方向为中心性。

多普勒频谱显示二尖瓣反流为收缩中、晚期或全收缩期宽频带、高速湍流。

3.三维超声心动图

三维超声心动图能显示出二尖瓣叶与二尖瓣瓣环本身固有的立体解剖位置关系。二尖瓣脱垂患者,在左心室侧显示时,收缩期可见脱垂的瓣叶向左心房侧凹陷;在左心房侧显示时,则见脱垂部分向左心房膨出。在长轴方位或四腔心方位显示时,脱垂瓣叶呈"瓢匙"样脱向左心房。在三维图像上,瓣叶脱垂的部位、范围、程度及动态变化显示清楚,图像形态逼真,立体感强。三维超声心动图在很大程度上克服了二维超声评价二尖瓣脱垂的局限性,特别是对判断瓣叶与瓣环的位置关系有较大价值。

4.经食管超声心动图

由于二尖瓣环的非平面特性,多平面经食管超声心动图扫查时,方位、角度及深度的多变性使所得切面更加复杂,不易判断二尖瓣叶活动范围是否真正超过总体的二尖瓣环。然而,不受声窗限制的食管探头能近距离对二尖瓣环及瓣叶进行真正意义的多平面、全方位扫查。此外,术中经食管超声心动图能即时评价二尖瓣整形术或换瓣术的手术效果。

5.二尖瓣脱垂的定位

二尖瓣叶命名法在超声对二尖瓣脱垂的具体定位诊断中有着重要意义。Carpenter 依据相应的解剖切迹将后瓣的三个扇叶分别命名为：P1、P2、P3。P1是指邻近前外侧联合的扇叶，接近左心耳部；P2是指位于中央部的中间扇叶；P3是指邻近后内侧联合的扇叶。前瓣也相应分为A1、A2、A3三部分。由于后叶存在解剖切迹，因此后叶脱垂的发生率较高，约占67%，且以P2脱垂为主，而前后叶脱垂与单独前叶脱垂只分别占23%和10%。运用经胸超声二尖瓣短轴切面及其非标准切面可以观察二尖瓣前后瓣的相应结构，由于超声技术的不断发展，除了能获得更加清晰的二维图像外，三维超声还能清楚显示瓣叶脱垂的具体部位与范围，经食管超声序列切面的深入研究，使对二尖瓣病变具体部位做出精确定位成为可能。

（三）鉴别诊断

1.假性二尖瓣脱垂

部分正常人在左心长轴观，特别是在心尖四腔观，表现为收缩期瓣叶位置超过二尖瓣瓣环连线，位于左心房侧，易误判断为二尖瓣脱垂。对心尖四腔观上瓣叶与瓣环之间的最大垂直距离<5mm者，长轴观上<2mm者，如其他各项检查无异常发现，说明被检查者无二尖瓣脱垂，应定期复查，观察瓣叶的位移程度有无加重。各种原因所致的大量心包积液、心脏压塞者，左心室腔受压，腱索相对过长可致二尖瓣叶脱垂。但此类患者在心包积液消除后，脱垂的瓣叶又可恢复至正常位置。

2.其他病因所致二尖瓣关闭不全

其他如风湿性心脏病、二尖瓣先天性发育不全所导致的二尖瓣关闭不全，在超声心动图上有其特征性的改变，与原发性二尖瓣脱垂的鉴别并不困难。

（四）临床价值

超声心动图对诊断二尖瓣脱垂具有很高的敏感性和特异性。可用于：①明确二尖瓣脱垂的定性诊断；②二尖瓣脱垂的定位评价；③判断二尖瓣反流的严重程度；④鉴别二尖瓣脱垂的病因；⑤确定心脏结构功能的改变；⑥术中监测，术后疗效评价及随访。

四、主动脉瓣狭窄

主动脉瓣狭窄指由于风湿性、先天畸形、瓣膜结构老化等原因导致主动脉瓣病变，致使主动脉瓣开放受限。后天性主动脉瓣狭窄常见，多为风湿性主动脉瓣病变和退行性主动脉瓣钙化。

（一）临床表现

一般当主动脉瓣口面积缩小至正常的1/4以下可出现临床症状，主要表现为劳累性呼吸困难、心绞痛和晕厥临床三联征。早期常于活动后出现上述症状，轻者可只表现为黑矇。典型体征是为胸骨左缘听到粗糙而响亮、喷射性收缩期杂音，一般在3级以上，可伴有收缩期震颤。杂音向左颈静脉及胸骨上切迹传导。脉搏细而弱，重度狭窄者脉压变小，晚期出现左室增大。

（二）超声表现

1.二维和M型超声心动图

主动脉瓣回声增强，瓣叶增厚，开放受限，开放幅度减小，室间隔和左室后壁厚度增加。二维超声心动图主动脉瓣增厚,回声增强,活动受限。升主动脉狭窄后扩张。

2.频谱多普勒

通过主动脉瓣的血流速度加快,峰值流速超过 2m/s,在心尖五腔切面取样时表现为收缩期负向高速湍流频谱。

3.彩色多普勒血流显像

见收缩期经主动脉瓣口呈喷泉状、射向主动脉的蓝色为主的五彩镶嵌血流。

(三)鉴别诊断

1.主动脉瓣上或瓣下狭窄

与主动脉瓣狭窄相似点为均可见收缩期五彩镶嵌血流和左心室壁对称性肥厚,但瓣上或瓣下狭窄时主动脉瓣形态正常,升主动脉内径大多正常,收缩期五彩血流起源于瓣上或瓣下狭窄处,呈中心性射流。

2.梗阻性肥厚型心肌病

与主动脉瓣狭窄相似点为均有左心室壁肥厚及收缩期五彩血流信号,不同点为无主动脉瓣的增粗钙化,左室壁为主动脉瓣下的室间隔非对称性局限性肥厚,可出现 SAM 现象,收缩期五彩血流起源于左室流出道。

五、主动脉瓣关闭不全

主动脉瓣关闭不全是由于先天性或后天性因素致主动脉瓣病变或主动脉瓣环扩张,使主动脉瓣在舒张期不能完全关闭。单纯主动脉瓣关闭不全患者多发生于男性,大部分为非风湿性病变所致。先天性者可由于瓣叶发育异常、先天性乏氏窦动脉瘤、马方综合征等引起。后天性者以风湿热及慢性心瓣膜炎最常见。

(一)临床表现

轻中度患者无明显症状,重者感心悸,左侧卧位易产生左胸不适感。左心衰竭时可感乏力、呼吸困难,或发生急性肺水肿,病情发展可致右心衰。少数患者有头晕、晕厥、心绞痛或猝死。中、重度关闭不全有舒张压降低和脉压增宽,此时可有明显周围血管征。心尖冲动呈抬举性,范围较弥散,胸骨左缘可触及舒张期震颤,心界向左下扩大。听诊第一心音常柔和,第二心音可消失或呈单心音,主动脉瓣区可闻收缩早期喷射音。胸骨左缘第3~第4肋间可闻舒张期杂音,传导至心尖区,部分病例心尖区可闻舒张期杂音。

(二)超声表现

1.二维及 M 型超声心动图

主动脉瓣叶增厚、钙化、关闭不合拢,左室扩大,二尖瓣前叶活动曲线见舒张期震颤等,但这些均不是特征性表现,诊断主动脉瓣反流主要依据频谱多普勒和彩色多普勒的表现。

2.彩色多普勒超声心动图

舒张期见经主动脉瓣反流至左室流出道的彩色血流,反流束的血流方向往往朝向超声探头,故大多数以红色为主。轻度反流时,反流束刚达主动脉瓣下,呈窄带状。重度反流时,反流束呈喷泉状,占据大部分左室流出道。

3.频谱多普勒超声心动图

主动脉瓣下可探及舒张期朝下左室流出道的高速湍流,峰值流速超过 3.5m/s。

(三)鉴别诊断

(1)生理性主动脉瓣反流:心脏大小、瓣膜及大动脉形态正常;反流面积局限<1.5cm²,最大反流速度<150cm/s。

(2)二尖瓣狭窄时在左室内或侧击舒张期射流,射流方向与主动脉瓣反流束相似,但二尖瓣狭窄的射流束起源于二尖瓣口,起始于 E 峰前,流速一般<300cm/s。

六、三尖瓣狭窄和关闭不全

(一)病因病理

三尖瓣狭窄(TS)临床上出生前或术前诊断较少,其病因绝大多数为风湿性,据报道,实际上在风湿性心脏病中所占比率不低,常合并二尖瓣或主动脉瓣病变,单纯三尖瓣狭窄罕见。其次为先天性,包括三尖瓣叶发育不全、腱索过短或畸形、瓣环过小、乳头肌异常等。三尖瓣狭窄的主要血流动力学改变是右心房血液在舒张期进入右心室受阻,使血液淤积在右心房导致扩大和压力增高。长期右心房扩大和压力增高导致体静脉回流障碍。

(二)临床表现

在临床上三尖瓣狭窄和关闭不全主要症状为右心搏量减少与体循环静脉淤血所致,临床上的主要表现为乏力、疲倦、心悸、下肢水肿、腹水、肝大等。风湿性三尖瓣狭窄的临床表现易为严重的二尖瓣或联合瓣膜病变掩盖而漏诊。狭窄者在三尖瓣听诊区出现舒张期隆隆样杂音,常在吸气时增强。心电图 V₁ 导联上表现 P 波高尖,X 线显示右心房增大、右心室不大。关闭不全者则常在胸骨左缘第四、第五肋间或剑突下,可闻及吹风样反流性收缩期杂音也在深吸气末增强。

(三)二维声像图

在取心尖四腔及右心室流入道长轴切面观察时,三尖瓣狭窄诊断的标准有 3 个方面。①前叶舒张期圆顶状凸出。②后叶或隔叶增厚和运动受阻。③与同切面三尖瓣环直径比较瓣口直径减小。三尖瓣关闭不全者则收缩期三尖瓣瓣叶不能完全合拢,瓣叶间有空隙,但需注意假阳性。右心房、右心室扩大,三尖瓣环扩大。

(四)彩色多普勒超声

三尖瓣狭窄彩色多普勒超声血流显像类似二尖瓣狭窄所见。在心尖四腔切面或右室流入道长轴切面,舒张期其三尖瓣口可见一射流束,射流束为中心呈黄白色斑点的红色为主的血流信号,亮度于吸气增强、呼气减弱。三尖瓣关闭不全时,右心房内出现收缩期反流束,该反流束起自三尖瓣坏,呈蓝色为主的花色血流,多数反流束射向右心房中部,部分反流束沿房间隔或右心房侧壁走行。轻度反流时,反流束呈细条状,重度时,反流束呈喷泉状,占据整个右心房。

舒张期三尖瓣也出现彩色倒转,为三尖瓣口血流量增大,血流速度增快所致。

(五)频谱多普勒超声

三尖瓣狭窄的频谱多普勒超声图像改变与二尖瓣狭窄基本相同,速度增快,但测量数据一般较二尖瓣狭窄低。较具特征的频谱为 E 波降支呈凸起曲线而非直线下降。三尖瓣关闭不全时,三尖瓣口右心房侧可记录到负向的收缩期宽带型频谱,呈单峰,内部充填,顶峰圆钝。反流速度超出脉冲多普勒超声技术的测量范围时,频移失真,其频谱表现为双向实填的平顶状波形,此时需用连续多普勒超声技术测量。其反流速度为 $2\sim4m/s$。

(六)三尖瓣狭窄严重程度的判断和三尖瓣反流的定量估测

三尖瓣狭窄严重程度判断的定量诊断标准尚未统一。

1.三尖瓣舒张期峰值流速

一般以 $\geqslant1.0m/s$ 为轻度狭窄,$1.3\sim1.7m/s$ 为中度狭窄,$>1.7m/s$ 为重度狭窄。

2.三尖瓣口面积

目前有两种计算方法,即压差半降时间法和连续方程法。前者是经验公式并已知狭窄越轻准确性越低。三尖瓣狭窄一般较二尖瓣狭窄轻,该方法重复性较差,误差较大。连续方程法从理论上讲较按经验常数计算的瓣口面积准确性高,但实际应用中由于算法繁琐,大多数三尖瓣狭窄伴有三尖瓣反流,准确应用连续方程法的前提单纯狭窄不复存在,故应用受限。

3.压力阶差

平均压差是目前评价三尖瓣狭窄程度较理想的指标。

(七)临床意义

三尖瓣狭窄超声诊断对于需要二尖瓣外科或介入性治疗的患者具有重要的临床意义,若未能及时诊断并同时纠正三尖瓣狭窄可致术后低心输出量,使手术死亡率增大,术后恢复困难。综合超声心动图技术的应用已代替传统导管法在诊断三尖瓣狭窄中发挥重大作用。在二维超声获得形态资料的基础上,在三尖瓣口舒张期观察到彩色多普勒射流束,结合脉冲多普勒超声技术测得峰值流速明显增大即可做出三尖瓣狭窄的定性诊断。三尖瓣狭窄严重程度的定量估测,多以三尖瓣舒张期峰值流速和平均压差为参考指标。

彩色多普勒的超声技术在三尖瓣关闭不全中的临床意义主要有以下几方面。

(1)应用彩色多普勒超声技术诊断三尖瓣关闭不全,具有极高的敏感性和特异性。

(2)可通过半定量方法判断反流量的大小,并可计算出右心室收缩压与肺动脉压。

(3)在诊断三尖瓣关闭不全时要与生理性反流相区别,后者多发生于收缩早期,持续时间较短,反流速度较低,反流束最大长度 $<1cm$,且右心房、右心室无扩大。

七、肺动脉瓣关闭不全

(一)病因病理

多数是功能性关闭不全,由肺动脉瓣环和肺动脉主干扩张所致。在临床上常见的原因是肺动脉高压。肺动脉瓣叶本身病变所致关闭不全少见,先天性瓣膜缺陷,发育不良和感染性心内膜炎等偶可引起关闭不全。

肺动脉瓣关闭不全主要血流动力学改变是由于舒张期血液由肺动脉瓣口反流入右心室,致右心室容量负荷过重而扩大,失代偿可引起右心衰竭。

(二)临床表现

在临床上症状很少。主要体征是胸骨左缘第二肋间闻及舒张早期哈气样递减型杂音,吸气时增强。因肺动脉高压,常伴 P_2 亢进、分裂。心电图可有右束支传导阻滞和(或)右心室肥厚。X线检查可有右心室增大,伴肺动脉高压时有肺动脉段凸出。

(三)二维声像图

二维超声图像无特异性,可见到主肺动脉增宽和右心室扩张等间接征象,确诊主要依靠彩色多普勒和频谱多普勒超声显像技术。

(四)彩色多普勒超声

取主动脉根部短轴切面,舒张期在右心室流出道内可见一反流束起自于肺动脉瓣口,呈红色为主的五彩镶嵌色彩。轻症时反流束局限在瓣口附近或呈小烛光样。重症时反流束可充满右心室流出道。

(五)频谱多普勒超声

在主动脉根部短轴切面时,采用脉冲多普勒超声显像技术取样容积置肺动脉瓣下、右心室流出道内,记录到全舒张期正向湍流频谱,内部充填,顶峰圆钝。反流速度超过脉冲多普勒测量范围,则频谱出现倒错现象,此时需用连续多普勒超声技术测量,频谱形态多呈单峰,上升支陡直,下降支呈梯形或三角形。反流峰值取决于肺动脉舒张压与右心室舒张压的压差。压差越大,反流越重,反流峰值速度可达 4m/s 以上。

(六)临床意义

文献报道彩色或频谱多普勒超声显像技术诊断肺动脉瓣关闭不全的敏感性达 92%～100%,特异性 88%。对临床无症状,杂音轻的患者彩色或频谱多普勒超声显像可用于确诊。

另外,根据反流范围局限、流速低、时限短等特点,有学者认为是生理性肺动脉瓣反流,可能与舒张早期肺动脉关闭,使瓣下血流后退,形成逆流有关。

八、感染性心内膜炎

感染性心内膜炎是指微生物感染心内膜或临近的大动脉内膜伴赘生物形成。分为急性、亚急性、自体瓣膜、人工瓣膜和静脉约瘾者心内膜炎。

（一）临床表现

亚急性者大多起病缓慢、隐匿，常于菌血症后2周内出现。全身感不适、发热，多呈弛张热或间歇热，有的患者呈低热；乏力，食欲减退，多汗、头痛、全身肌肉痛等。急性者呈暴发性败血症过程。皮肤黏膜淤点或出血点，常发生于口腔黏膜、睑结膜、胸前和四肢皮肤；出现指甲下裂片状出血；视网膜卵圆形中心发白的出血斑（Roth斑）；指垫处有紫红色痛性结节（Osler结节）；手掌足底小片状出血斑（Janeway损害）、杵状指等；多为微血管炎或微血栓所致。

（二）超声表现

（1）赘生物呈团块状、息肉状或绒毛絮状中等强度回声，直接附着于瓣膜上、室壁上、室间隔残端上、动脉壁上或有蒂相连。随血流飘摆于心腔内或大动脉内。极少数的赘生物由于纤维化或钙化，活动度明显减低，甚至消失。

（2）早期出现的赘生物回声较弱，比较均匀，陈旧的或有钙化的赘生物回声较强，后方可伴声影，赘生物的形态在不同切面或不同的时期差异较大。

（3）赘生物可单发或多发，可同时出现在两个以上瓣膜，也可一处出现多个赘生物。

（4）赘生物大小不等，大的直径为20～30mm，小的直径为1～2mm，边缘多模糊，呈蓬草样或毛刺状改变，内部回声多不均匀。

（5）经食管超声心动图可以清晰显示各瓣口及各心腔内的赘生物，最小可检出1mm的赘生物，不仅可以定部位，还可以定数目、大小、与周围组织的关系等。尤其是检出人工瓣膜上的赘生物更有独到之处。

（三）鉴别诊断

（1）瓣叶严重纤维化、钙化团块：回声可与赘生物相似，但如后者未钙化，回声则不甚强，边缘较毛糙；此外，瓣叶严重纤维化、钙化团块，通常运动受限，是区别于后者的主要表现。

（2）连枷样瓣叶：自发性腱索断裂，急性心肌梗死乳头肌断裂也可出现连枷样瓣叶，但均无异常团块附着。后者如断裂的乳头肌较小时，注意勿误认为赘生物，断裂的乳头肌均连于腱索，形态较特殊，且有心肌梗死病史。

（3）与风湿性心脏病相鉴别：风湿性心脏病患者，临床表现的严重程度与超声心动图上瓣膜的病变程度密切相关，若感染性心内膜炎患者临床表现较重，而瓣膜的病变则较轻。风湿性心脏病患者，二尖瓣增厚，纤维化、钙化等征象从瓣尖开始，而感染性心内膜炎一般只在瓣体中部以及近瓣环处有轻度增厚和运动僵硬现象。

（4）陈旧性赘生物需与小的心腔内黏液瘤和小的血栓进行鉴别。黏液瘤的特点是较均匀，边界清晰，活动幅度一般都较大；小的血栓一般回声低，活动度小，随心壁活动而动。

参考文献

[1]郭英.CT技术原理与操作技巧[M].北京:科学出版社,2019.

[2]谢明星,田家玮.心脏超声诊断学[M].北京:人民卫生出版社,2019.

[3]王金锐,周翔.腹部超声诊断学[M].北京:人民卫生出版社,2019.

[4]徐克,龚启勇,韩萍.医学影像学[M].8版.北京:人民卫生出版社,2018.

[5]余建明,李真林.医学影像技术学[M].4版.北京:科学出版社,2018.

[6]冯艳,王萍,王红霞.实用临床CT诊断图解[M].2版.北京:化学工业出版社,2018.

[7]林晓珠,唐磊.消化系统CT诊断[M].北京:科学出版社,2018.

[8]陈宝定,鹿皎.临床超声医学[M].镇江:江苏大学出版社,2018.

[9]陈武凡,康立丽.MRI原理与技术[M].北京:科学出版社,2018.

[10]江浩.急腹症影像学[M].2版.上海:上海科学技术出版社,2017.

[11]金震东,李兆申.消化超声内镜学[M].3版.北京:科学出版社,2017.

[12]许乙凯,吴仁华.医学影像学[M].西安:西安交通大学出版社,2017.

[13]王骏,陈峰,潘珩.医学影像技术学[M].北京:科学出版社,2017.

[14]肖恩华.肝MRI与CT相关影像学[M].北京:人民卫生出版社,2017.

[15]陈涛.医学影像学超声诊断全集[M].北京:中华医学电子音像出版社,2017.

[16]许乙凯,王绍武.医学影像学[M].北京:高等教育出版社,2017.

[17]黄道中,邓又斌.超声诊断指南[M].北京:北京大学医学出版社,2016.

[18]龚渭冰,李颖嘉,李学应,罗葆明[M].超声诊断学.北京:科学出版社,2016.

[19]姜玉新,冉海涛.医学超声影像学[M].2版.北京:人民卫生出版社,2016.

[20]胡春洪,吴献华,范国华.放射影像诊断技能学[M].北京:人民卫生出版社,2016.

[21]夏瑞明,刘林祥.医学影像诊断学.[M].3版.北京:人民卫生出版社,2015.

[22]穆玉明.临床超声医学实践[M].北京:人民卫生出版社,2015.

[23]金征宇,龚启勇.医学影像学[M].3版.北京:人民卫生出版社,2015.

[24]刘艳君,王学梅.超声读片指南[M].北京:化学工业出版社,2015.

参考文献